세상에서 가장 쉬운 근육 트레이닝 도감

해부학적
근육홈트

스마트 폰을 너무 많이
사용해서 그래요!

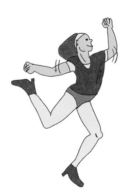

BM 성안북스

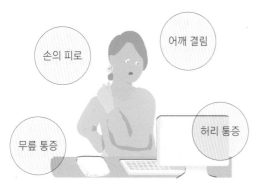

손의 피로
어깨 결림
무릎 통증
허리 통증

근육의 모양을 떠올리며
해부학적 근육홈트 로

쉬운 방법으로!
즐겁게 몸의 구조를 알 수 있다!

「쉬운 해부학」으로
몸속을 시각화!

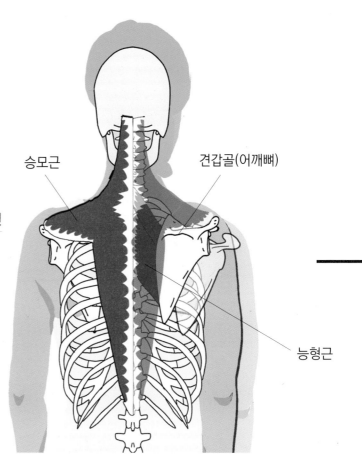

승모근

견갑골(어깨뼈)

능형근

마사지하고 스트레칭을 해보자!
'내 몸'에 변화를 줄 수 있다!!

우선 직접
해봅시다

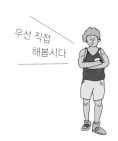

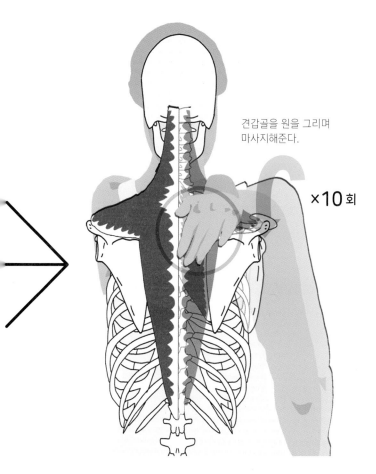

견갑골을 원을 그리며
마사지해준다.

×10회

방법이 매우 간단하다!
누구나 쉽게 따라 할 수 있다!

근육을 집중 공략

=

효과적으로 몸의
불균형과 통증을
해소할 수 있다!

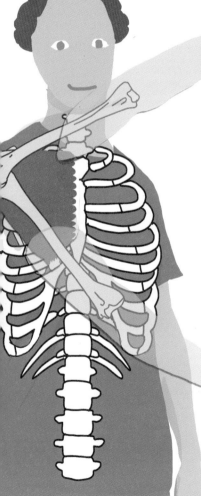

들어가기에 앞서

'나의 몸을 더 자세히 알고 싶다.
실제로 몸을 움직여보며 몸의 구조를 체험해보고 싶다.'

이런 생각으로 웹 페이지에 개설했던 것이 바로 '세상에서 가장 쉬운 일러스트 해부학 교실'입니다. 이것이 팔로워들 사이에서 엄청난 반향을 일으켰고 조회 수도 날이 갈수록 늘어나 저조차도 엄청나게 놀랐습니다. 이 자리를 빌려 제 강의에 관심을 가져주신 모든 분께 감사의 말씀을 드리고 싶습니다.

'해부학'이라고 하면 왠지 어렵게 느껴질 수도 있지만, 쉽게 말해 '몸의 구조를 배우는 학문'입니다. 이것을 알면 '몸을 사용하는 방법'이나 '불균형과 통증이 어디에 있는지' 등을 추측할 수 있게 됩니다. 그래서 의사나 물리치료사 등의 전문가도 해부학을 가장 먼저 배웁니다.

고등학생 시절에 유도를 했던 경험을 통해 '저 애는 몸을 제대로 쓸 줄 아네!', '어떻게 하면 다치지 않을 수 있을까?' 등 뼈와 근육의 구조를 생각해보는 것을 좋아했었습니다. 이를 계기로 물리치료사의 길을 걷게 되었고, 지금까지도 그에 관해 연구하면서 지내고 있습니다. 해부학을 전하는 입장이 되고 나서 깨달은 점이 하나 있습니다. 해부학을 어렵게 생각하는 사람과 몸의 구조를 알게 되더라도 그것을 좀처럼 실생활에 활용하지 못하는 사람이 많다는 것이었죠.

그래서 웹 페이지나 SNS의 해부학 교실에서는 전문적인 용어는 최대한 사용하지 않고 즐겁고 쉽게 알아볼 수 있는 그림으로 세상에서 가장 쉬운 방법으로 몸의 구조를 알리는 것을 목표로 삼게 되었습니다. 해부학은 말이 아니라 직접 만져보고 움직여보는 체험을 통해 즐겁게 배울 수 있습니다. 또 해부학은 알아두면 일상생활에 편리한 도구로도 활용할 수 있습니다.

이 책에는 강좌 등을 통해 알려드렸던 몸의 불균형과 통증을 개선하는 컨디셔닝(조정) 방법을 부위별로 정리해두었습니다. 방법은 매우 간단합니다. 해부학에서 배운 대로 근육을 만져보고 움직이기만 하면 되죠.

몸의 구조를 알면 자신의 몸을 좋아하게 될 것입니다. 몸의 소리에 귀를 기울여 그 변화를 느끼고 즐겨보십시오. 이 책이 여러분이 자신의 몸을 아는 첫걸음이 될 수 있기를 바라봅니다.

물리치료사 & 일러스트레이터
아리카와 조지

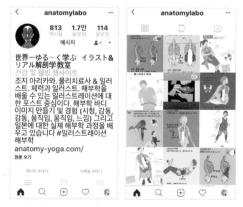

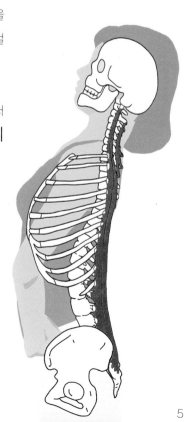

▲ 저자의 인스타그램을 팔로우하시면 더 많은 정보를 얻을 수 있습니다.

알아두면 좋아요! 평소에 자주 쓰는

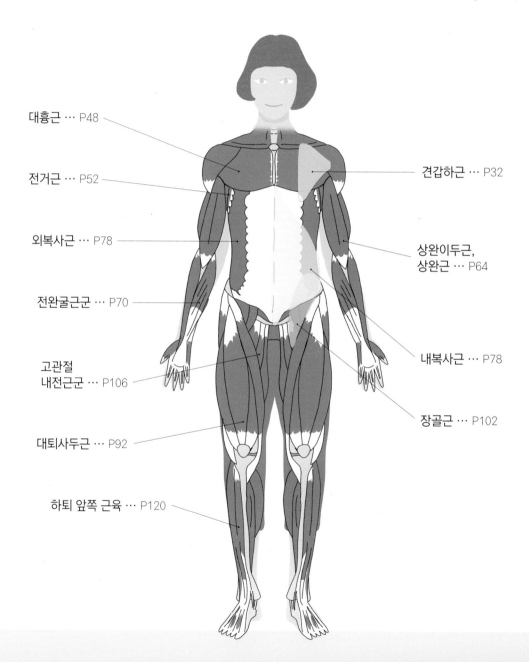

대흉근 … P48

전거근 … P52

외복사근 … P78

전완굴근군 … P70

고관절
내전근군 … P106

대퇴사두근 … P92

하퇴 앞쪽 근육 … P120

견갑하근 … P32

상완이두근,
상완근 … P64

내복사근 … P78

장골근 … P102

우리 몸의 대략적인 근육들

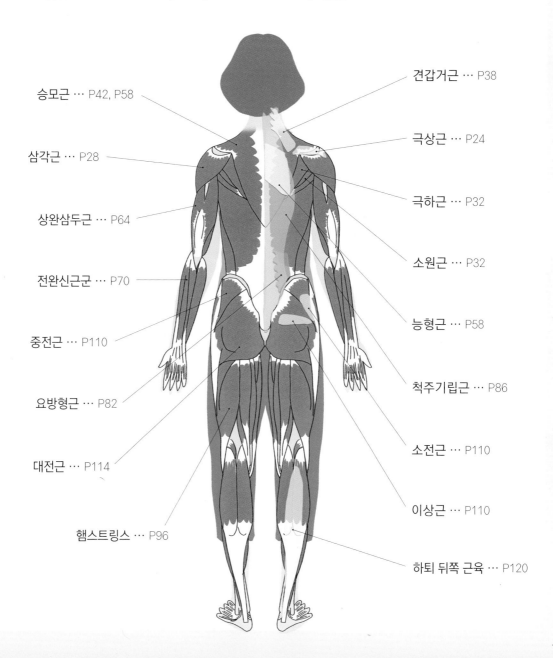

승모근 ··· P42, P58

삼각근 ··· P28

상완삼두근 ··· P64

전완신근군 ··· P70

중전근 ··· P110

요방형근 ··· P82

대전근 ··· P114

햄스트링스 ··· P96

견갑거근 ··· P38

극상근 ··· P24

극하근 ··· P32

소원근 ··· P32

능형근 ··· P58

척주기립근 ··· P86

소전근 ··· P110

이상근 ··· P110

하퇴 뒤쪽 근육 ··· P120

Contents

1장 몸의 구조를 알면 통증과 불균형을 해소할 수 있다!

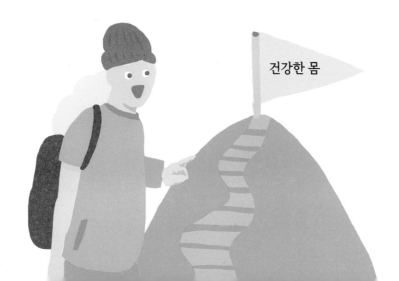

건강한 몸

2 장

어깨 결림, 등 통증, 팔의 피로함 등
상반신 컨디셔닝(근육홈트)

3 _장 허리와 무릎 통증, 발의 피로 등 하반신 컨디셔닝(근육홈트)

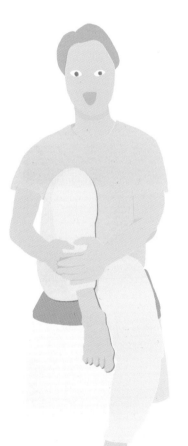

몸의 구조를 알면

통증과 불균형을 해소할 수 있다!

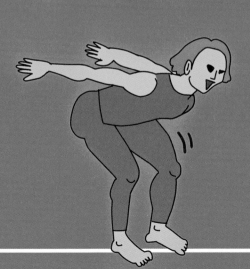

1 어째서 통증과 불균형이 일어나는가?

'허리와 어깨가 아프다', '팔과 다리가 무겁고 힘이 없다' 등의 증상에는 다양한 원인이 있을 수 있지만, 만성적인 통증과 피로는 근육과 관련되어 있을 가능성이 높습니다. 몸의 불균형은 몸의 이상을 알려주는 경보장치와 같습니다. 그러니 방치하지 말고 관리해줘야 합니다.

◎ 근육은 일상생활 속에서 항상 움직이고 있습니다!!

예를 들면……

| 운동 | 자세 유지 | 컴퓨터 작업 |

| 스마트폰 확인 | 걷거나 | 서거나 | 앉아 있기 | 등

무엇을 하든 근육이 항상 몸을 움직여주고 있지요!

우리가 걷거나 뛸 수 있는 건 몸속에서 근육들이 열심히 움직이고 있기 때문입니다. 그저 앉아 있을 때조차도 근육들은 중력 속에서 자세를 유지하기 위해 항상 움직이고 있습니다. 이 근육들은 적절히 사용하면 좋은 상태를 유지할 수 있지만 같은 근육만 과도하게 사용하면 근육 결림이 발생하여 근육의 움직임이 저하됩니다. 그렇게 되면 '통증과 불균형'이 생겨날 수 있죠.

생활 습관이나 평소 몸을 움직이는 특정 버릇

↓

같은 근육에 부담이 집중

◎ 근육의 움직임은 매우 간단합니다!
근육의 움직임이 저하되면

우리의 몸은 무려 600개 이상의 근육으로 이루어져 있습니다. 각각 다양한 형태를 띠고 있지만 그 움직임은 매우 간단하지요. 근육은 양쪽 끝부분이 힘줄이라는 단단한 결합 조직으로 뼈에 연결되어 있어 '수축'과 '이완'이라는 2가지 방법으로만 움직일 수 있습니다. 근육은 수축하면 길이가 짧아지고 이완하면 늘어납니다. 그 움직임을 통해 뼈를 잡아당겨 팔 등을 구부리거나 늘려 몸을 움직일 수 있지요.

기시와 정지란?

해부학에서는 근육의 양쪽 끝부분을 '기시(起始)'와 '정지(停止)'라고 합니다. 몸의 중심과 가까이 있으며 움직임이 적은 쪽을 기시, 중심에서 멀리 있으며 움직임이 많은 쪽을 정지라고 합니다.

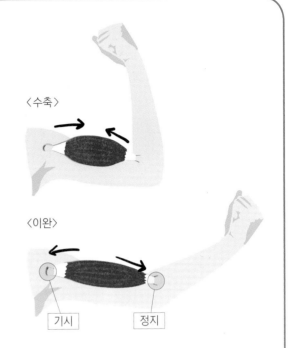

〈수축〉

〈이완〉

 기시

 정지

근육에 과도하게 부담을 주면
수축과 이완의 움직임이 저하

↓

혈액순환이 좋지 않게 되어 결림 등이 발생

↓

<u>통증</u> · <u>저림</u> · <u>피로감</u> 등의 불쾌한 증상 발생

경보장치
발동 중

 이 책의 목적은 움직임이 나빠진 근육들을 풀어주어 불쾌한 증상을 개선하고 근육을 원래의 정상적인 상태로 되돌리는 것입니다.

2 해부학을 통해 몸속을 '시각화'하자

'해부학'이라고 하면 왠지 어려울 것 같다고 생각하는 사람이 많습니다.
그러나 이 책에서는 전문적인 지식을 외울 필요 없이 몸속을 그림으로 떠올리기만 하면 됩니다.
즉 몸속을 '시각화' 하면 효율적으로 기능이 저하된 근육을 찾아낼 수 있지요.

자신의 몸을 관리할 때,
최대의 적은……

◎ 몸속을 볼 수 없는 것!!
= 블랙박스!

어깨 결림이나 허리 통증이 있을 때 마사지나 스트레칭 등을 합니다만, 그렇게 했는데도 좀처럼 개선되지 않을 때는 '왜 어깨가 뭉친 거지?' '어떻게 하면 나아질까?'라는 등의 불안한 생각과 함께 여러 의문이 들곤 합니다.

그럴 때 도움이 되는 것이 바로 해부학입니다! 몸속 어느 곳에 어떤 근육과 뼈가 있는지 알면 그 부분이 어떤 역할을 하는지도 알 수 있게 됩니다. 아무리 마사지하고 스트레칭을 하더라도 엉뚱한 근육에 한다면 통증과 불균형은 개선되지 않습니다.

즉 몸의 불균형을 개선하려면 근육의 역할을 아는 것이 중요합니다.

해부학은 몸속을 시각화해주는
아주 편리한 마법의 안경!

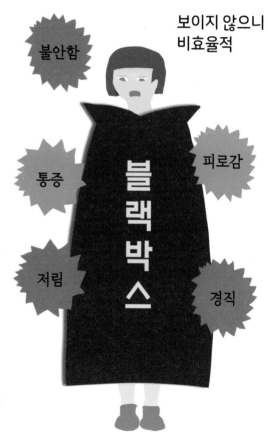

보이지 않으니
비효율적

불안함

통증

피로감

저림

경직

블랙박스

◎ 몸속을 볼 수 있게 되면 정확한 부분을 효율적으로 공략할 수 있다!

몸속을 볼 수 없으니 몸에 문제가 생겨도 원인이 어디에 있는지 알 수 없습니다. 그러니 어디를 관리해야 할지도 알 수 없지요. 그러나 몸속을 볼 수 있게 되면 통증과 불균형의 원인이 되는 근육을 쉽게 찾을 수 있습니다. 또 그 근육을 집중적으로 공략할 수 있으니 효율적인 효과를 누릴 수 있게 되지요.

이처럼, 이 책에서는 근육과 뼈가 어디에 있고 어떤 기능을 하는지
이미지로 떠올려 풀어주는 것을 조금 근사하게 표현해서
'해부학적 컨디셔닝'이라고 부르고자 합니다.
우리는 이를 '해부학적 근육홈트'라고도 부릅니다.

※ 본 책에서는 해부학적 컨디셔닝과 해부학적 근육홈트를 같은 의미로 사용하였습니다.

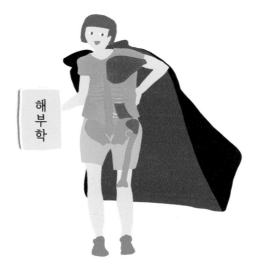

 해부학은 어떤 뼈와 근육이 몸 어느 부분에 붙어 있는지를 알려주는 편리한 수단으로, 몸속을 '시각화'해주는 역할을 합니다!

3 4단계로 통증과 불균형을 해소하자!

누구나 쉽게 따라 할 수 있도록 4가지 단계로 나누어 근육을 푸는 방법을 알려드리고자 합니다.
가장 중요한 단계는 바로 1단계와 4단계입니다. 즉 자신의 몸이 근육을 풀기 전과 후에 어떻게 변했는지를 파악하는 점이 가장 중요합니다.

STEP.1　현재 몸 상태를 확인한다.

우선 근육을 풀어주기 전에 가장 먼저 확인 사항을 통해 자신의 현재 몸 상태가 어떤지 확인합니다. 이때 통증이나 둔한 움직임이 없는지 기억해두어야만 합니다.

BEFORE

고개를 양쪽으로
돌리면서 확인하기

STEP.2　근육의 위치와 역할을 알아낸다.

그림을 보고 어떤 형태의 근육이 어느 뼈(부위)에 붙어 있고 또 어떤 역할을 하는지 머릿속에 떠올립니다.

체내의
시각화

「견갑거근」이
어떤 근육인지 알아보기

STEP.3　근육을 마사지하고 스트레칭을 한다.

문제가 있는 근육을 마사지합니다. 그 근육을 마사지하면서 스트레칭으로 근육을 풀어줍니다. 끝난 후 안정을 취하며 심호흡을 하면서 근육이 제대로 풀어졌는지 느껴봅니다.

집중 공략

「견갑거근」
풀어주기

STEP.4　몸 상태를 다시 확인한다.

STEP.1에서 했던 방법대로 다시 한번 몸 상태를 확인하여 근육을 풀기 전과 후에 어떤 변화가 있는지 확인합니다. 불쾌한 느낌이 줄어들었다면 계속해서 그 방법으로 근육을 풀어줍니다.

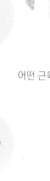

AFTER

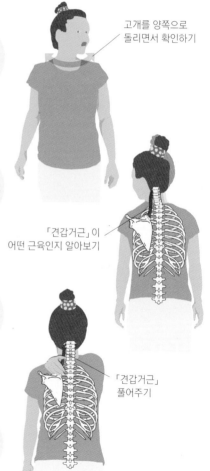

◎ 쉽게 따라 할 수 있다!
해부학적 컨디셔닝(근육홈트)의
4가지 장점!

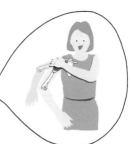

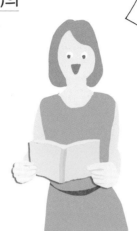

'근육을 마사지하고 스트레칭을 하기만 해도 되나?'라고 생각하는 사람도 있을 테지요. 그러나 불균형의 직접적인 원인이 되는 근육을 집중적으로 공략해주면 가볍게 마사지만 해도 뭉친 근육을 풀 수 있습니다. 이것이 바로 해부학의 장점이죠. 몸의 구조를 알면 몸의 움직임과 생활 습관이 개선되고, 불균형과 통증도 미리 예방할 수 있습니다.

1 그림을 보고 따라 하기만 하면 됩니다.
직접 해보면 뼈와 근육 등 몸의 구조를 이해할 수 있습니다!

2 문제가 있는 근육을 집중적으로 공략하므로 잠깐만 해보아도 큰 효과를 누릴 수 있습니다.

3 방법이 아주 간단해서 평소에 언제 어디서든 바로 실천해볼 수 있습니다.

4 직접 몸의 변화를 느끼며 즐기다 보면 자신의 몸에 관심이 생길 것입니다.
또 병원에 갔을 때 의사가 하는 설명도 쉽게 이해할 수 있게 되지요.

 간단한 방법을 통해 원인이 되는 근육을 직접 공략할 수 있습니다. 자신의 몸에 관심이 생기면 몸의 불균형과 통증이 자연스레 개선될 것입니다.

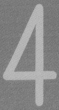

4 해부학적 컨디셔닝(근육홈트)의 비결

해부학적 컨디셔닝을 시작할 때 반드시 기억해야 할 3가지 항목이 있습니다.
이는 확실한 효과를 얻기 위해 빼놓을 수 없는 항목입니다.
이를 활용하여 근육들을 내 편으로 만들어봅시다. 자, 그럼 시작해볼까요?

◎ 근육을 이미지로
떠올리는 점이 가장 중요하다!

해부학이라고 하더라도 꼭 어렵게 제대로 공부해야만 하는 것은 아닙니다. 우선 근육의 모양과 역할을 알아보고 그림을 보고 따라 하기만 하면 OK! 어려운 한자로 이루어진 근육과 뼈의 명칭을 외우려고 하면 해부학이 어렵게 느껴질 수밖에 없습니다. 명칭은 나중에 조금씩 천천히 외워도 되니 처음에는 근육의 위치와 역할만 그림으로 떠올려봅시다.

◎ 몸의 변화를 즐기자!

STEP.1과 STEP.4를 통해 몸이 어떻게 변화했는지 확인하는 점이 가장 중요합니다. 통증과 불균형이 정말 그 근육 때문에 생겼는지 확인할 수 있으며 또 효과가 있을 때는 해부학적 컨디셔닝을 하는 것이 즐거워지기도 할 테지요. 그 덕분에 통증과 불균형에 대한 불안함이 줄어들어 자신도 모르는 사이에 자연스레 해부학적 컨디셔닝을 계속하게 될 것입니다.

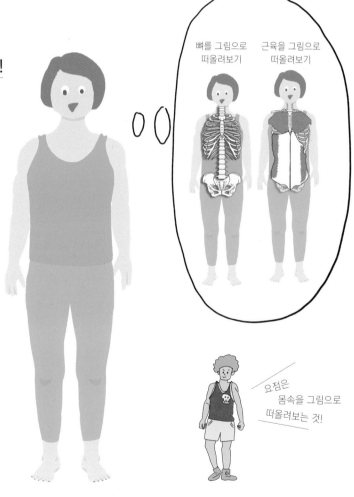

뼈를 그림으로 떠올려보기

근육을 그림으로 떠올려보기

요점은
몸속을 그림으로
떠올려보는 것!

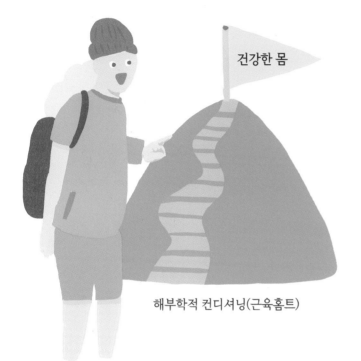

건강한 몸

해부학적 컨디셔닝(근육홈트)

◎ 서두르지 말고 천~천히!

일반적으로 몸의 불균형은 일상생활 속에서 조금씩 쌓인 부담 때문에 생겨나곤 합니다. 이러한 몸의 변화는 아주 서서히 일어나죠. 그것은 몸이 좋아질 때도 마찬가지입니다. 그러니 몸이 금방 정상으로 돌아오지 않는다고 해서 조급해하지 말고 천천히 몸의 작은 변화를 즐기며 대처해나갑시다.

현재 여러분의 몸은 작고 사소한 변화가 쌓여서 만들어진 것입니다!

 근육과 함께 마음의 긴장도 푼 상태에서 천천히 컨디셔닝 해주세요.
몸속을 그림으로 떠올리며 몸의 변화를 즐겨봅시다!

 주의사항

근육 이외에도 문제가 있을 수 있다.

이 책에서 알려드린 방법대로 했는데도 통증 등이 개선되지 않을 때는 근육 이외의 부위에 문제가 있을 수도 있습니다. 또 실천하다가 통증이 심해지면 바로 중단하고 통증이 있는 부위에 부기나 열이 발생할 때는 우선 안정을 취해봅시다.

 이럴 때는 정형외과 등의 전문의에게 상담을 받아보시기 바랍니다.

해부학적 컨디셔닝(근육홈트)

1장 정리

자신의 몸속을 시각화하여 몸 어디에 어떤 뼈와 근육이 있는지 그림으로 알아본 후 몸의 불균형과 통증을 효과적으로 개선해나가는 것을 '해부학적 컨디셔닝'이라고 합니다! 해부학적 컨디셔닝을 통해 평소 불편한 문제의 근육을 집중적으로 공략해봅시다.

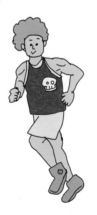

자, 그러면 실제로 해부학적 컨디셔닝(근육홈트)을 실천해볼까요!
2장은 상반신, 3장은 하반신으로 나누어 구성되어 있으니,
몸의 불균형과 통증이 있는 부위를 찾아 확인해보세요.

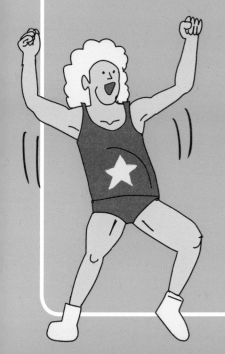

어깨 결림, 등 통증, 팔의 피로함 등

상반신
컨디셔닝(근육홈트)

2
장

근육의 역할 & 상태를 알아보자

어깨의 통증과
불균형을 해결!

다음 증상을 확인하자!!

- 팔을 들어 올리면 아프다.
- 어깨의 움직임이 둔하고 팔을 올리기 힘들다 (사십견, 오십견).
- 머리를 감을 때 어깨가 아프다.
- 어깨가 아파서 옷을 갈아입기 힘들다.
- 어깨 주변에 피로감이 느껴진다.

위와 같은 어깨 관련 증상으로 고민하는 사람들은 어깨 주변 근육이 굳어 근육의 수축과 이완이 잘 이루어지지 않는 상태일 가능성이 큽니다. 어깨 근육은 주로 극상근, 견갑하근, 극하근, 소원 근, 삼각근으로 이루어져 있습니다. 이들 근육 중 어느 근육에 문제가 발생했는지 확인해봅시다.

진단 항목

통증과 불균형의 원인이 되는 근육을 찾아봅시다.

확인 사항 1

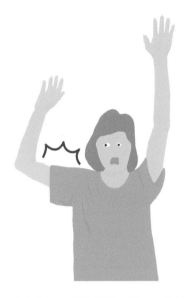

 팔을 들어 올렸을 때 통증이 느껴진다!

팔을 들어 올리는 역할을 하는
근육을 풀어준다.

 극상근의
상태를 완화해준다.   P 24 참조

 삼각근의
상태를 완화해준다.   P 28 참조

확인 사항 2

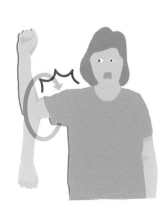

 어깨를 돌렸을 때 통증이 느껴진다!

팔을 돌리는 역할을 하는
근육을 풀어준다.

 견갑하근·극하근·소원근의
상태를 완화해준다.

 P 32 참조

어깨의 통증과 불균형

극상근
컨디셔닝 방법

1 어깨 상태를 확인한다.

만세 하듯 팔을 들어 올렸을 때 움직임이 둔하거나 불편한 느낌은 없는지 확인합니다.

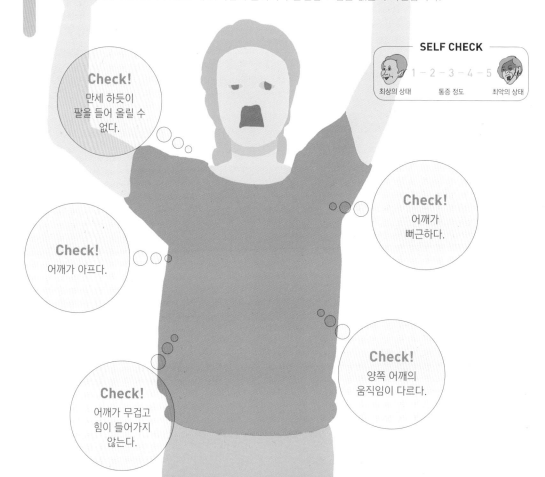

Check!
만세 하듯이
팔을 들어 올릴 수
없다.

Check!
어깨가
뻐근하다.

Check!
어깨가 아프다.

Check!
양쪽 어깨의
움직임이 다르다.

Check!
어깨가 무겁고
힘이 들어가지
않는다.

SELF CHECK

1 - 2 - 3 - 4 - 5

최상의 상태   통증 정도   최악의 상태

2 극상근에 대해 알아보자.

등 쪽 견갑골의 가시처럼 튀어나온 돌기 위쪽의 움푹 파인 곳에 분포하고 있어 극상근(棘上筋)이라 부릅니다. 이 근육은 팔을 들어 올릴 때 쓰입니다.

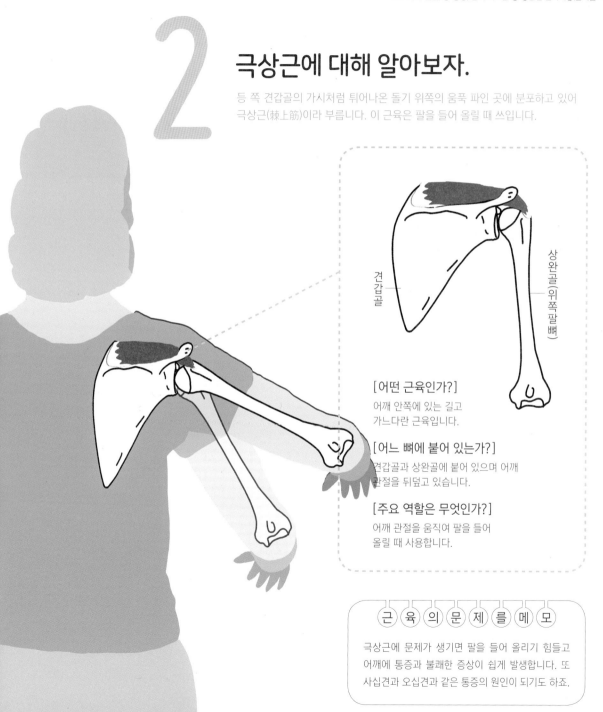

견갑골

상완골(위쪽 팔뼈)

[어떤 근육인가?]
어깨 안쪽에 있는 길고 가느다란 근육입니다.

[어느 뼈에 붙어 있는가?]
견갑골과 상완골에 붙어 있으며 어깨 관절을 뒤덮고 있습니다.

[주요 역할은 무엇인가?]
어깨 관절을 움직여 팔을 들어 올릴 때 사용합니다.

근 육 의 문 제 를 메 모

극상근에 문제가 생기면 팔을 들어 올리기 힘들고 어깨에 통증과 불쾌한 증상이 쉽게 발생합니다. 또 사십견과 오십견과 같은 통증의 원인이 되기도 하죠.

3 극상근을 풀어준다.

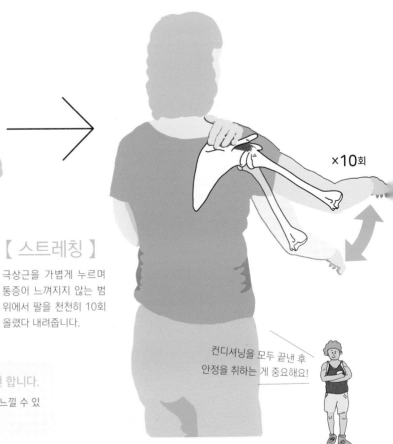

【 마사지 】

통증과 뻐근함이 느껴지는 어깨에 반대
쪽 손을 올려놓습니다. 견갑골의 돌기를
기준으로 극상근을 가볍게 눌러줍니다.

? 근육이 어디에 있는지 잘 모를 때는

어깨에 손을 댄 상태에서 어깨를 위아래로 움직
여보면 견갑골의 돌기 부분을 쉽게 찾을 수 있습
니다. 그 돌기 부분에서 조금 위쪽으로 손을 옮겨
서 눌러줍니다.

×10회

【 스트레칭 】

극상근을 가볍게 누르며
통증이 느껴지지 않는 범
위에서 팔을 천천히 10회
올렸다 내려줍니다.

컨디셔닝을 모두 끝낸 후
안정을 취하는 게 중요해요!

마지막으로 힘을 풀어준 후 심호흡 × 3번 합니다.

뭉친 근육이 풀리고 몸속이 따뜻해지고 있음을 느낄 수 있
습니다.

4 어깨의 변화를 다시 한번 확인한다.

1번에서 했던 것처럼 팔을 들어봤을 때, 근육을 풀어주기 전에 느꼈던 둔한 움직임이나 불편한 느낌에 변화가 생겼는지 확인해봅니다.

> 만세~ 하는 게
> 이렇게 편하다니~

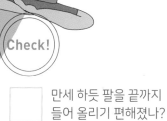

Check!

어 깨의 움직임이나 불편함이 처음보다 나아졌다면, 극상근이 굳어 있었을 가능성이 높습니다. 하루에 3번씩 1~4회 실천해봅시다. 바로 증상이 개선되지 않더라도 계속하다 보면 분명 좋아질 수 있으니 꾸준히 실천해봅시다.

- [ ] 만세 하듯 팔을 끝까지 들어 올리기 편해졌나?
- [ ] 어깨 통증은 나아졌나?
- [ ] 무겁게 느껴졌던 어깨는 편해졌나?
- [ ] 어깨의 뻐근함은 이전보다 나아졌나?
- [ ] 양쪽 어깨의 움직임이 비슷해졌나?

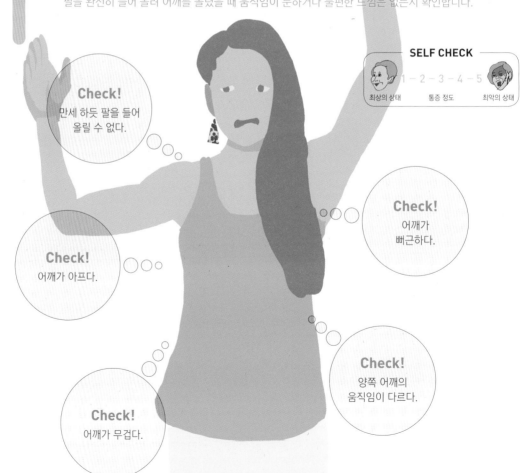

삼각근

컨디셔닝 방법

1

어깨 상태를 확인한다.

팔을 완전히 들어 올려 어깨를 돌렸을 때 움직임이 둔하거나 불편한 느낌은 없는지 확인합니다.

Check!
만세 하듯 팔을 들어 올릴 수 없다.

Check!
어깨가 아프다.

Check!
어깨가 무겁다.

SELF CHECK

1 - 2 - 3 - 4 - 5

최상의 상태   통증 정도   최악의 상태

Check!
어깨가 뻐근하다.

Check!
양쪽 어깨의 움직임이 다르다.

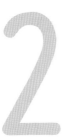

2 삼각근에 대해 알아보자.

근육의 모양이 삼각형 형태를 띠고 있어 삼각근이라 부릅니다.
팔을 올릴 때 대부분 이 근육을 사용합니다.

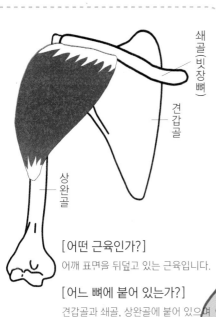

쇄골(빗장뼈)

견갑골

상완골

[어떤 근육인가?]
어깨 표면을 뒤덮고 있는 근육입니다.

[어느 뼈에 붙어 있는가?]
견갑골과 쇄골, 상완골에 붙어 있으며
어깨 관절을 뒤덮고 있습니다.

[주요 역할은 무엇인가?]
어깨 관절을 움직여 팔을 들어
올릴 때 사용합니다.

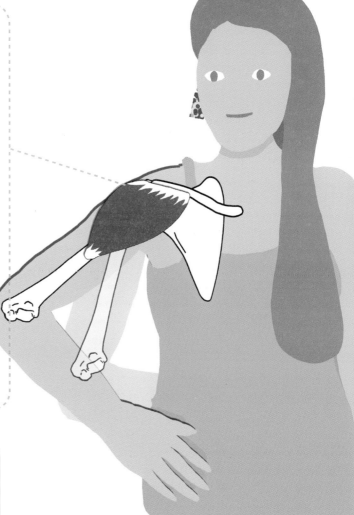

근 육 의 문 제 를 메 모

삼각근에 문제가 생기면 팔을 들어 올리기 힘들고
어깨에 통증과 불쾌한 증상이 쉽게 발생하기도 합니
다. 어깨에 통증이 있는 사람은 이 근육을 반드시 확
인해보십시오.

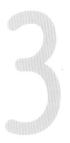

3

삼각근을 풀어준다.

⚠ 마사지 포인트

어깨 관절 쪽이 아니라 팔꿈치 쪽 어깨에 둥글게
튀어나온 부분을 한데 모으듯 잡아줍니다.

【 마사지 】

반대쪽 손으로 삼각근을
감싸듯이 쥐어 주물러줍
니다.

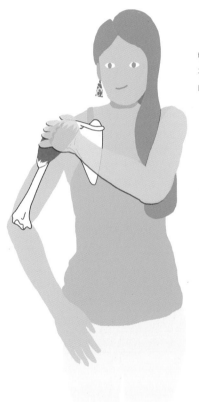

삼각근을 쥔 상태에서
팔을 위아래로 움직여보세요

→

【 스트레칭 】

삼각근을 가볍게 쥔 채로
통증이 느껴지지 않는 범
위에서 10회 정도 팔을
올렸다 내려줍니다.

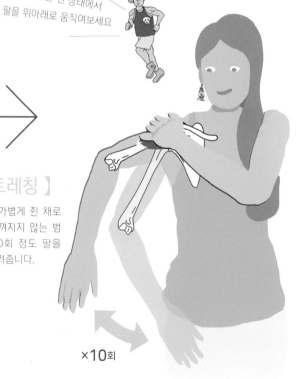

×10회

마지막으로 힘을 풀어준 후 심호흡 × 3번 합니다.
어깨 주변이 따뜻해지며 혈액순환이 잘 되고 있음을 느낄
수 있습니다.

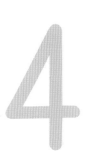

4 어깨의 변화를 다시 한 번 확인한다.

1번 상태와 비교해봤을 때, 움직임이 부드러워지거나 불편한
느낌이 사라졌는지 확인해봅니다.

만세~ 하는 게
가벼워졌네!

어 깨의 움직임이나 불편함이
처음보다 나아졌다면, 삼각
근이 굳어 있었을 가능성이 높습니
다. 하루에 3번씩 일상생활 중에 조
금씩 실천해봅시다.

Check!

□ 만세 하듯 팔을 끝까지
들어 올리기 편해졌나?

□ 어깨 통증은
나아졌나?

□ 무겁게 느껴졌던
어깨는 편해졌나?

□ 어깨의 뻐근함은
이전보다 나아졌나?

□ 양쪽 어깨의
움직임이 비슷해졌나?

견갑하근·극하근·
소원근 컨디셔닝 방법

1

어깨 상태를 확인한다.

머리를 만지거나 손으로 등을 만지려 할 때,
어깨의 움직임이 둔하거나 불편한 느낌은 없는지 확인합니다.

SELF CHECK

1 - 2 - 3 - 4 - 5

최상의 상태   통증 정도   최악의 상태

Check!
머리를
만지기 힘들다.

Check!
어깨가 무겁고
뻐근하다.

Check!
등을 만지기
힘들다.

Check!
양쪽 어깨의
움직임이 다르다.

Check!
어깨가 아프다.

2

견갑하근·극하근·
소원근에 대해 알아보자.

어깨 안쪽에 있는 근육들입니다. 견갑하근은 견갑골 앞쪽에, 극하근과 소원근은 견갑골 뒤쪽에 붙어 있습니다. 주로 머리를 감을 때처럼 팔을 들어 올릴 때 사용합니다.

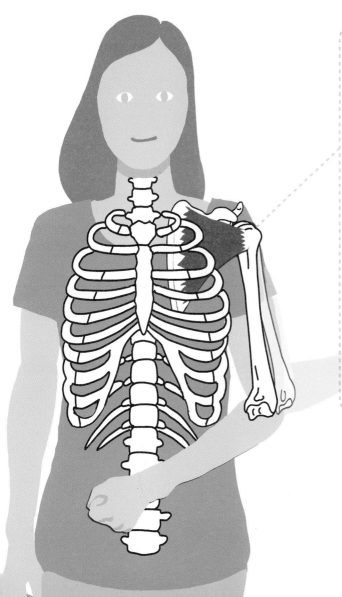

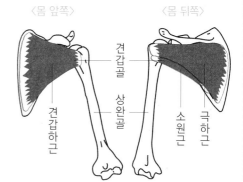

〈몸 앞쪽〉 〈몸 뒤쪽〉

견갑하근 / 견갑골 / 상완골 / 소원근 / 극하근

[어떤 근육인가?]
어깨 안쪽에 있는 작은 근육들입니다.

[어느 뼈에 붙어 있는가?]
견갑골과 상완골에 붙어 있으며 어깨
관절을 뒤덮고 있습니다.

[주요 역할은 무엇인가?]
어깨 관절을 돌리거나 안정시
켜주는 역할을 합니다.

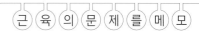

근 육 의 문 제 를 메 모

이 근육들에 문제가 생기면 어깨를 돌리기 힘들고,
어깨에 통증과 불쾌한 증상이 쉽게 발생할 수 있으
니 주의해야 합니다.

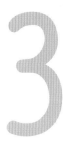

3 견갑하근·극하근·소원근을 풀어준다.

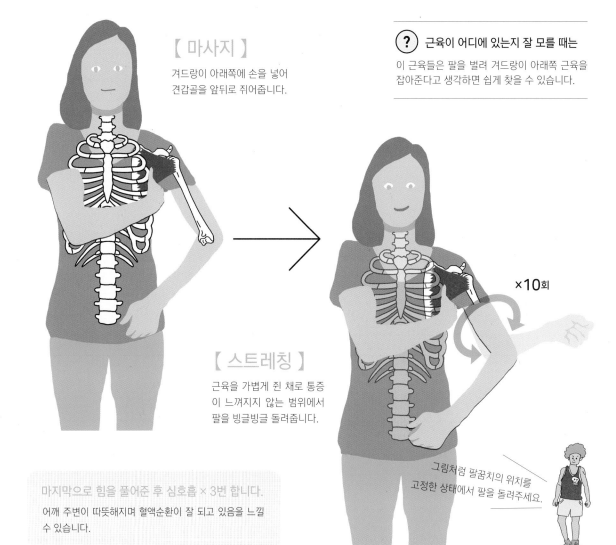

【 마사지 】

겨드랑이 아래쪽에 손을 넣어
견갑골을 앞뒤로 쥐어줍니다.

? 근육이 어디에 있는지 잘 모를 때는

이 근육들은 팔을 벌려 겨드랑이 아래쪽 근육을
잡아준다고 생각하면 쉽게 찾을 수 있습니다.

×10회

【 스트레칭 】

근육을 가볍게 쥔 채로 통증
이 느껴지지 않는 범위에서
팔을 빙글빙글 돌려줍니다.

그림처럼 팔꿈치의 위치를
고정한 상태에서 팔을 돌려주세요.

마지막으로 힘을 풀어준 후 심호흡 × 3번 합니다.
어깨 주변이 따뜻해지며 혈액순환이 잘 되고 있음을 느낄
수 있습니다.

4 어깨의 변화를 다시 한 번 확인한다.

1번 상태와 비교해봤을 때, 움직임이 부드러워지거나 불편한 느낌이 사라졌는지
확인해봅니다.

머리카락 손질하기
편해졌네~!

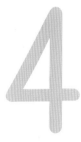

어 깨의 움직임이나 불편함이
처음보다 나아졌다면, 삼각
근이 굳어 있었을 가능성이 높습니
다. 하루에 3번씩 일상생활 중에 조
금씩 실천해봅시다.

Check!

☐ 머리를 만지기
편해졌나?

☐ 등을 만지기
편해졌나?

☐ 어깨 통증은
나아졌나?

☐ 어깨의 무게감과 뻐근함
은 이전보다 나아졌나?

근육의 역할 & 상태를 알아보자

목부터 어깨까지의
통증과 불균형을 해결!

다음 증상을 확인하자!!

● 목부터 어깨까지 통증과 결림이 느껴진다.

● 뒤를 돌아보면 목이 아프다.

● 목을 옆으로 기울이면 경직되거나 무언가에 걸리는
느낌이 든다.

● 견갑골(어깨 주변)을 움직일 때 위화감이 느껴진다.

목과 어깨 주변에 위와 같은 증상이 있어 고민하는 사람들은
목과 어깨 주변 근육이 굳어 근육의 수축과 이완이 잘 이루
어지지 않는 상태일 가능성이 큽니다.
목과 어깨는 크게 견갑거근, 승모근이라는 두 근육으로 이루
어져 있습니다.
이들 근육 중 어느 근육에 문제가 발생했는지 확인해봅시다.

통증과 불균형의 원인이 되는 근육을 찾아봅시다.

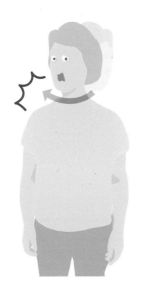

확인 사항 1

 뒤를 돌아봤을 때 통증이 느껴진다!

목을 돌리는 역할을 하는
근육을 풀어준다.

→ 견갑거근의
상태를 완화해준다.

P 38
참조

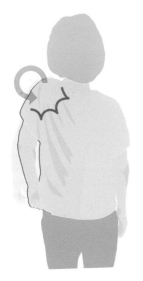

확인 사항 2

 어깨를 돌렸을 때 통증이 느껴진다!

견갑골의 움직임과 관련된
근육을 풀어준다.

→ 승모근 상부의
상태를 완화해준다.

P 42
참조

견갑거근
컨디셔닝 방법

1

목부터 어깨까지의 상태를 확인한다.

고개를 좌우로 돌려보십시오. 이때 목 주변 움직임이 둔하거나 불편한 느낌은 없는지 확인합니다.

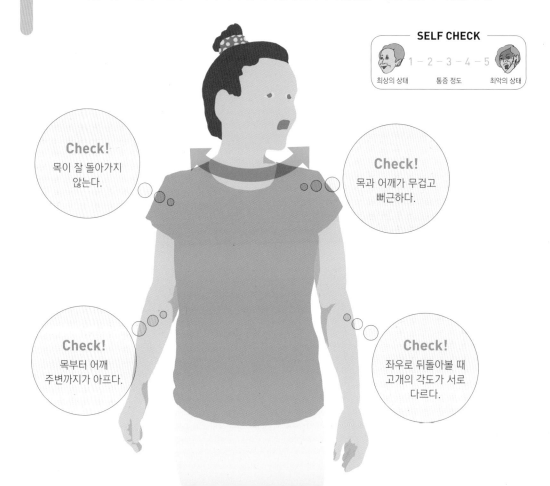

SELF CHECK

1 - 2 - 3 - 4 - 5

최상의 상태   통증 정도   최악의 상태

Check!
목이 잘 돌아가지
않는다.

Check!
목과 어깨가 무겁고
뻐근하다.

Check!
목부터 어깨
주변까지가 아프다.

Check!
좌우로 뒤돌아볼 때
고개의 각도가 서로
다르다.

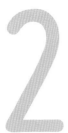

견갑거근에 대해 알아보자.

견갑골을 들어 올려주는 역할을 해서 견갑거근(肩胛擧筋)이라고 부릅니다.
이 근육은 어깨 결림이 잘 생기는 근육으로도 유명하며, 주로 뒤를 돌아볼 때 사용합니다.

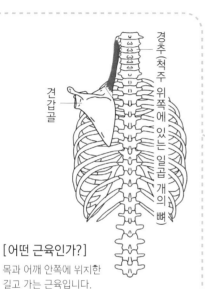

견갑골

경추(척추 위쪽에 있는 일곱 개의 뼈)

[어떤 근육인가?]
목과 어깨 안쪽에 위치한
길고 가는 근육입니다.

[어느 뼈에 붙어 있는가?]
견갑골과 목뼈 옆쪽에 붙어 있습니다.

[주요 역할은 무엇인가?]
견갑골을 올리거나 고개를 돌리는
역할을 합니다.

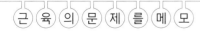

근 육 의 문 제 를 메 모

견갑거근에 문제가 생기면 고개를 돌리기 힘들고 목부
터 어깨에 걸쳐 통증과 불쾌한 증상이 쉽게 발생하기도
합니다. 어깨 결림이나 잠을 잘못 잤을 때 나타나는 근
육 통증이 있을 때는 이 근육을 꼭 확인해보십시오.

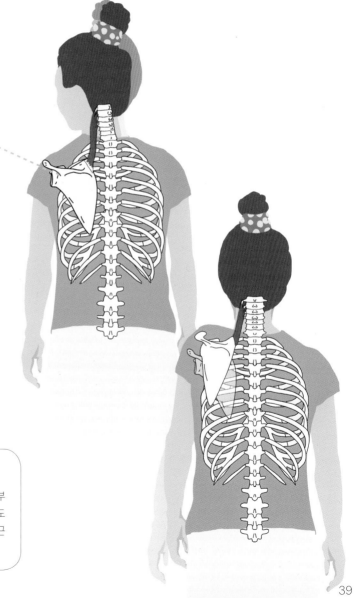

3 견갑거근 풀어주기

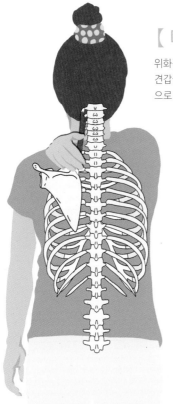

【 마사지 】

위화감이 느껴지는 목 주변 견갑골의 상부를 반대쪽 손으로 눌러줍니다.

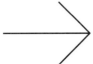

⚠ 마사지 포인트

고개를 좌우로 돌릴 때 근육을 누르는 힘이 약해지지 않도록 유지해줍니다.

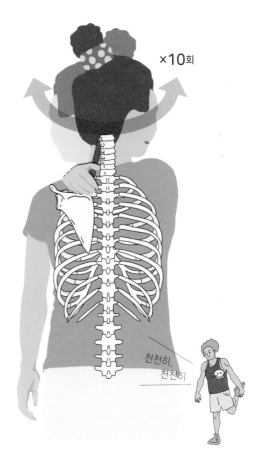

×10회

【 스트레칭 】

견갑거근을 누른 채로 통증이 느껴지지 않는 범위에서 고개를 좌우로 돌려줍니다.

천천히, 천천히

마지막으로 힘을 풀어준 후 심호흡 × 3번 합니다.

목과 어깨 주변이 따뜻해지며 혈액순환이 잘 되고 있음을 느낄 수 있습니다.

4 목부터 어깨까지의 변화를 다시 한 번 확인한다.

다시 고개를 좌우로 돌려보십시오.
처음과 비교했을 때, 움직임이 부드러워지거나 불편한 느낌이 사라졌는지 확인합니다.

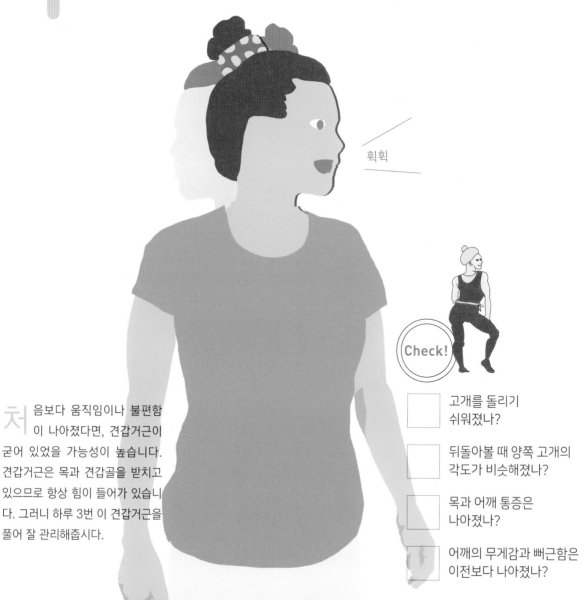

휙휙

처음보다 움직임이나 불편함이 나아졌다면, 견갑거근이 굳어 있었을 가능성이 높습니다. 견갑거근은 목과 견갑골을 받치고 있으므로 항상 힘이 들어가 있습니다. 그러니 하루 3번 이 견갑거근을 풀어 잘 관리해줍시다.

Check!

☐ 고개를 돌리기 쉬워졌나?

☐ 뒤돌아볼 때 양쪽 고개의 각도가 비슷해졌나?

☐ 목과 어깨 통증은 나아졌나?

☐ 어깨의 무게감과 뻐근함은 이전보다 나아졌나?

승모근 상부

컨디셔닝 방법

1

목부터 어깨까지의 상태를 확인한다.

견갑골을 한 쪽씩 올리거나 고개를 좌우로(약간 앞쪽 대각선 방향으로) 눕혀
목 주변의 움직임이 둔하거나 불편한 느낌은 없는지 확인합니다.

SELF CHECK

1 - 2 - 3 - 4 - 5

최상의 상태   통증 정도   최악의 상태

Check!
목부터 어깨까지가
무겁고 힘이
들어가지 않는다.

Check!
양쪽 견갑골의
움직임이 다르다.

Check!
고개를 양쪽으로
눕히기 힘들다.

Check!
목을 좌우로 눕혔을
때 뻐근하다.

2 승모근 상부에 관해 알아보자.

지퍼형 후드에 달린 모자와 비슷하게 생긴 커다란 근육입니다.
양팔을 들어 올리거나 견갑골을 뒤로 당길 때 사용합니다.

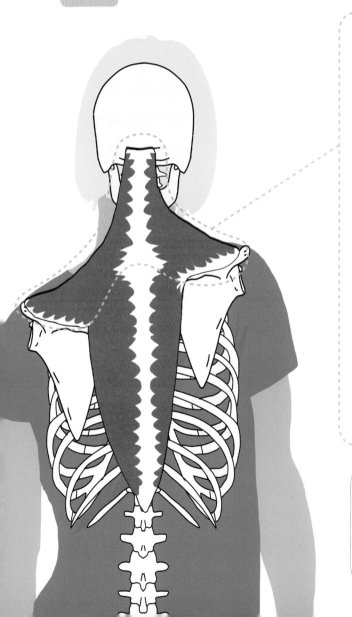

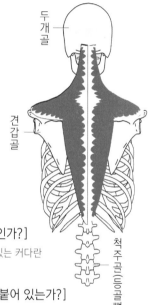

[어떤 근육인가?]
등을 뒤덮고 있는 커다란
근육입니다.

[어느 뼈에 붙어 있는가?]
두개골, 척주골, 견갑골, 쇄골에
붙어 있습니다.

[주요 역할은 무엇인가?]
견갑골을 두개골과 척주골 쪽으로
움직이는 역할을 합니다.

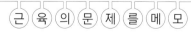

근 육 의 문 제 를 메 모

승모근에 문제가 생기면 목의 움직임이 둔해지고 목
부터 어깨에 걸쳐 통증과 불쾌한 증상이 나타날 수
있습니다. 어깨 결림이 있는 사람은 이 근육을 반드
시 확인해보시기 바랍니다.

43

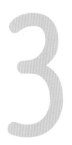

3

상모근 상부를 풀어준다.

(?) 근육이 어디에 있는지 잘 모를 때는

어깨를 움츠리면 견갑골부터 목까지 이어진 승모근 상부가 튀어나옵니다. 그 부분을 전체적으로 부드럽게 주물러줍니다.

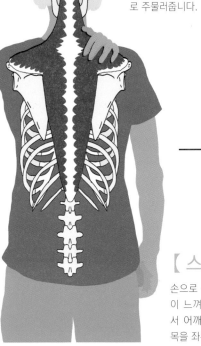

【 마사지 】

견갑골과 목 사이에 튀어나온 부분을 반대쪽 손으로 주물러줍니다.

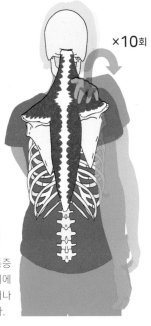

×10회

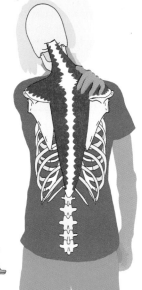

×10회

【 스트레칭 】

손으로 근육을 쥐고 통증이 느껴지지 않는 범위에서 어깨를 위로 올리거나 목을 좌우로 눕혀줍니다.

마지막으로 힘을 풀어준 후 심호흡 × 3번 합니다.

목과 어깨 주변이 따뜻해지며 혈액순환이 잘 되고 있음을 느낄 수 있습니다.

어깨 결림에 효과적이에요!

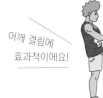

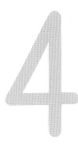

목부터 어깨까지의 변화를 다시 한 번 확인한다.

1번에서 했던 것처럼 움직여봤을 때 움직임이 부드러워지거나 불편한 느낌이 사라졌는지 비교해봅니다.

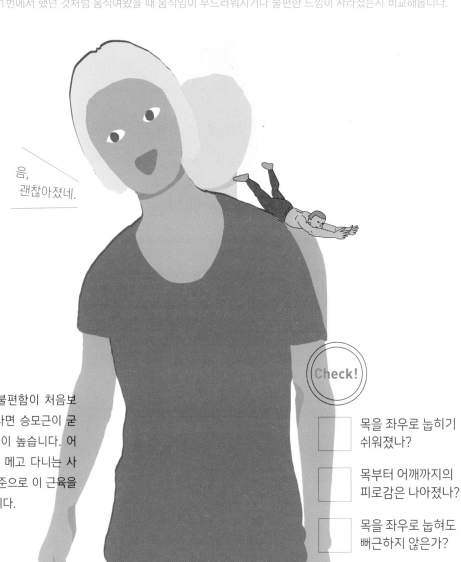

음, 괜찮아졌네.

움직임이나 불편함이 처음보다 나아졌다면 승모근이 굳어 있었을 가능성이 높습니다. 어깨에 가방을 많이 메고 다니는 사람은 하루 3번 기준으로 이 근육을 관리해주면 좋습니다.

Check!

☐ 목을 좌우로 눕히기 쉬워졌나?

☐ 목부터 어깨까지의 피로감은 나아졌나?

☐ 목을 좌우로 눕혀도 뻐근하지 않은가?

☐ 비대칭을 이루던 견갑골의 높이 차는 줄어들었나?

근육의 역할 & 상태를 알아보자

가슴부터 겨드랑이 주변의 통증과 불균형을 해결!

다음 증상을 확인하자!!

- 등이 굽은 사람
- 가슴을 내밀면 가슴 앞쪽이 땅긴다.
- 옷을 갈아입을 때 팔을 끝까지 들어 올리기 힘들다.
- 호흡이 얕다.

가슴과 겨드랑이 주변에 위와 같은 증상으로 고민하는 사람들은 가슴 주변 근육이 굳어 근육의 수축과 이완이 잘 이루어지지 않는 상태일 가능성이 큽니다. 가슴부터 겨드랑이까지를 구성하는 주요 근육인 대흉근과 전거근 중 어느 근육에 문제가 발생한 것인지 확인해봅시다.

통증과 불균형의 원인이 되는 근육을 찾아봅시다.

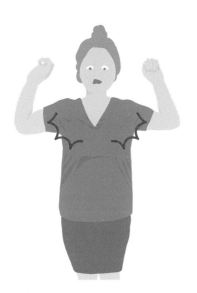

확인 사항 1

 가슴 앞쪽 부분이 땅긴다.

가슴을 펼 때 쓰이는
근육을 풀어준다.

→ 대흉근의
상태를 완화해준다.

P48
참조

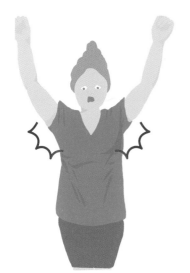

확인 사항 2

 팔을 끝까지 들어 올리기 힘들다!

견갑골을 위로 들어 올려주는
역할을 하는 근육을 풀어준다.

→ 전거근의
상태를 완화해준다.

P52
참조

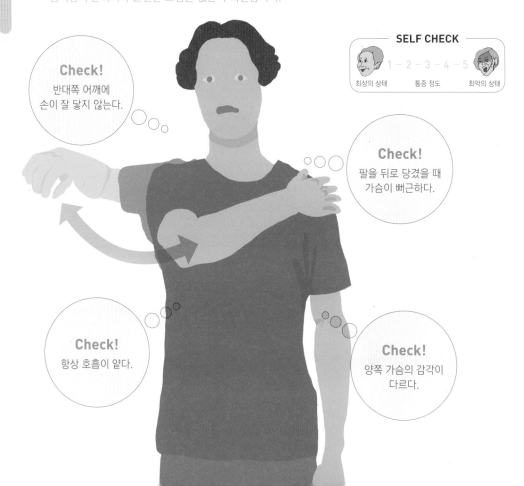

대흉근
컨디셔닝 방법

1 가슴 주변의 상태를 확인한다.

반대쪽 어깨를 만지거나 팔을 뒤로 당겼을 때
움직임이 둔하거나 불편한 느낌은 없는지 확인합니다.

Check!
반대쪽 어깨에
손이 잘 닿지 않는다.

SELF CHECK
1 - 2 - 3 - 4 - 5
최상의 상태   통증 정도   최악의 상태

Check!
팔을 뒤로 당겼을 때
가슴이 뻐근하다.

Check!
항상 호흡이 얕다.

Check!
양쪽 가슴의 감각이
다르다.

2

대흉근에 대해 알아보자.

일반적으로 대흉근은 가슴 근육으로 잘 알려져 있으며 문을 밀어 열 때
사용하기도 합니다.

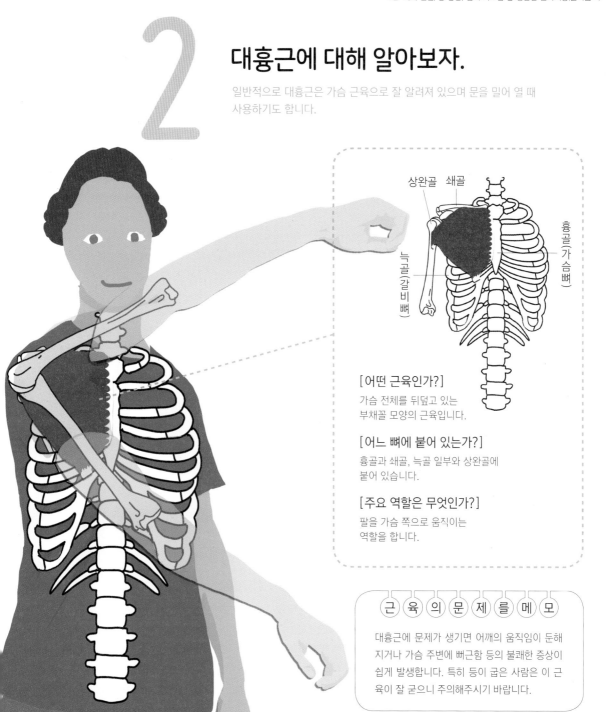

상완골   쇄골

늑골(갈비뼈)

흉골(가슴뼈)

[어떤 근육인가?]
가슴 전체를 뒤덮고 있는
부채꼴 모양의 근육입니다.

[어느 뼈에 붙어 있는가?]
흉골과 쇄골, 늑골 일부와 상완골에
붙어 있습니다.

[주요 역할은 무엇인가?]
팔을 가슴 쪽으로 움직이는
역할을 합니다.

근 육 의 문 제 를 메 모

대흉근에 문제가 생기면 어깨의 움직임이 둔해
지거나 가슴 주변에 뻐근함 등의 불쾌한 증상이
쉽게 발생합니다. 특히 등이 굽은 사람은 이 근
육이 잘 굳으니 주의해주시기 바랍니다.

3 대흉근을 풀어준다.

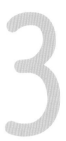

마사지 포인트

가슴 쪽으로 팔을 움직이면 딱딱해지는 대흉근에 손을 올리고 흉골 쪽으로 살짝 끌어당기듯 눌러줍니다.

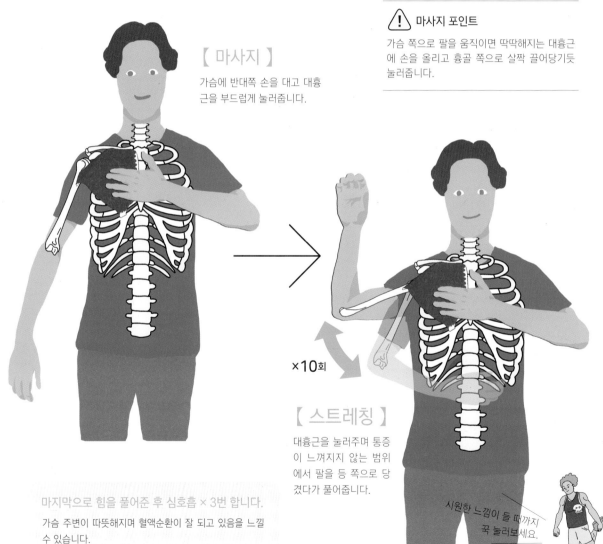

【 마사지 】

가슴에 반대쪽 손을 대고 대흉근을 부드럽게 눌러줍니다.

×10회

【 스트레칭 】

대흉근을 눌러주며 통증이 느껴지지 않는 범위에서 팔을 등 쪽으로 당겼다가 풀어줍니다.

마지막으로 힘을 풀어준 후 심호흡 × 3번 합니다.
가슴 주변이 따뜻해지며 혈액순환이 잘 되고 있음을 느낄 수 있습니다.

시원한 느낌이 들 때까지 꾹 눌러보세요.

4

가슴 주변의 변화를 다시 한 번 확인한다.

1번에서 했던 것처럼 반대쪽 어깨를 만지거나 팔을 뒤로 당겨보십시오.
근육을 풀어주기 전과 비교했을 때 움직임이 부드러워지거나 불편한 느낌이 사라졌는지 확인해봅니다.

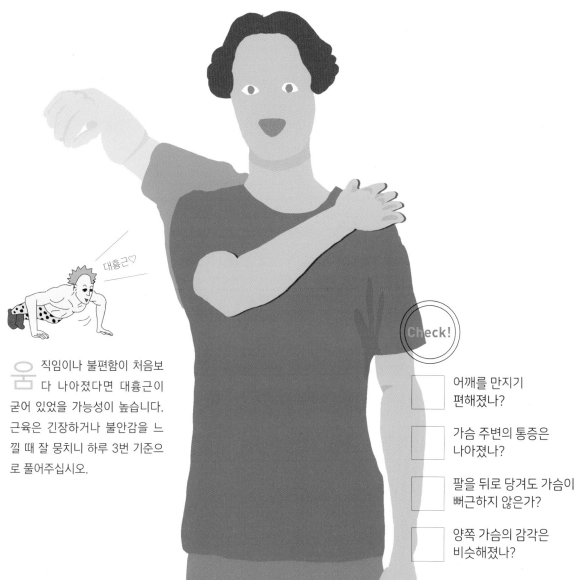

대흉근♡

움직임이나 불편함이 처음보다 나아졌다면 대흉근이 굳어 있었을 가능성이 높습니다. 근육은 긴장하거나 불안감을 느낄 때 잘 뭉치니 하루 3번 기준으로 풀어주십시오.

Check!

☐ 어깨를 만지기 편해졌나?

☐ 가슴 주변의 통증은 나아졌나?

☐ 팔을 뒤로 당겨도 가슴이 뻐근하지 않은가?

☐ 양쪽 가슴의 감각은 비슷해졌나?

전거근
컨디셔닝 방법

1

겨드랑이 주변의 상태를 확인한다.

한쪽 팔을 끝까지 들어 올리거나 그 손으로 반대쪽 어깨를 만져보십시오.
반대쪽 손도 똑같이 해봅니다. 이때 움직임이 둔하거나 불편한 느낌은 없는지 확인합니다.

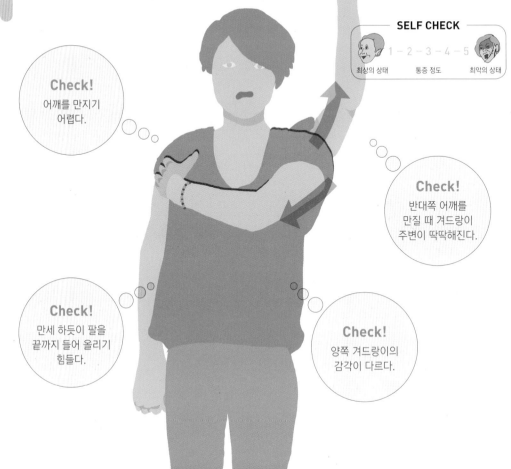

SELF CHECK

1 - 2 - 3 - 4 - 5

최상의 상태　　통증 정도　　최악의 상태

Check!
어깨를 만지기
어렵다.

Check!
반대쪽 어깨를
만질 때 겨드랑이
주변이 딱딱해진다.

Check!
만세 하듯이 팔을
끝까지 들어 올리기
힘들다.

Check!
양쪽 겨드랑이의
감각이 다르다.

2

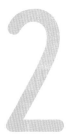

전거근에 대해 알아보자.

주먹을 내지를 때 사용하는 전거근은 견갑골과 늑골을 이어주는 특이한 모양의 근육입니다.
만세 하듯이 팔을 들어 올렸을 때도 사용합니다.

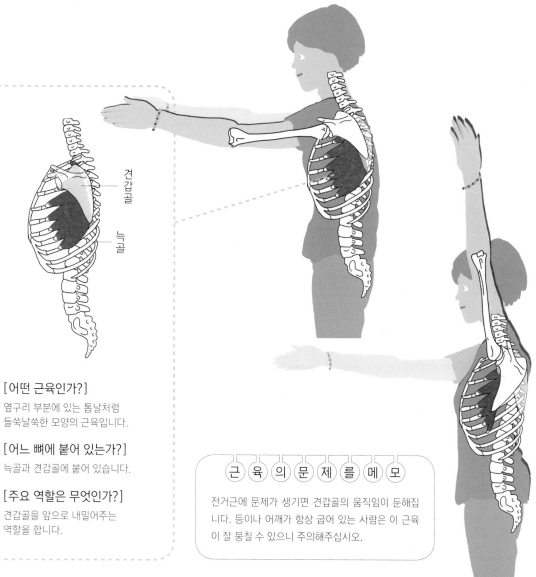

견갑골

늑골

[어떤 근육인가?]
옆구리 부분에 있는 톱날처럼
들쑥날쑥한 모양의 근육입니다.

[어느 뼈에 붙어 있는가?]
늑골과 견갑골에 붙어 있습니다.

[주요 역할은 무엇인가?]
견갑골을 앞으로 내밀어주는
역할을 합니다.

근 육 의 문 제 를 메 모

전거근에 문제가 생기면 견갑골의 움직임이 둔해집
니다. 등이나 어깨가 항상 굽어 있는 사람은 이 근육
이 잘 뭉칠 수 있으니 주의해주십시오.

3 전거근을 풀어준다.

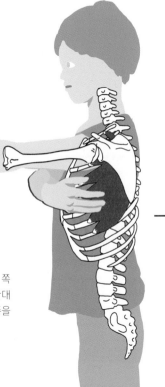

손바닥으로 늑골을 따라 쓸어준다는 느낌으로 전거근을 가슴 쪽으로 조금씩 끌어당기며 눌러줍니다.

【 마사지 】

통증과 뻐근함이 느껴지는 쪽의 팔을 앞으로 뻗은 후 반대쪽 손으로 겨드랑이 아래쪽을 눌러줍니다.

마지막으로 힘을 풀어준 후 심호흡 × 3번 합니다.

겨드랑이 주변이 따뜻해지며 혈액순환이 잘되고 있음을 느낄 수 있습니다.

×10회

【 스트레칭 】

겨드랑이 아래쪽을 손으로 누르며 견갑골을 척추 쪽으로 모아준다는 느낌으로 팔을 뒤로 당겨줍니다. 이때 어깨가 움직이지 않도록 상체를 고정한 상태에서 스트레칭해줍니다.

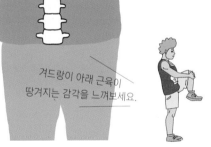

겨드랑이 아래 근육이 땅겨지는 감각을 느껴보세요.

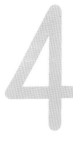

4 겨드랑이 주변의 변화를 다시 한 번 확인한다.

1번 상태와 비교해봤을 때, 움직임이 부드러워지거나 불편한 느낌이 사라졌는지 확인해봅니다.

자세도 제대로
잡아줍니다!

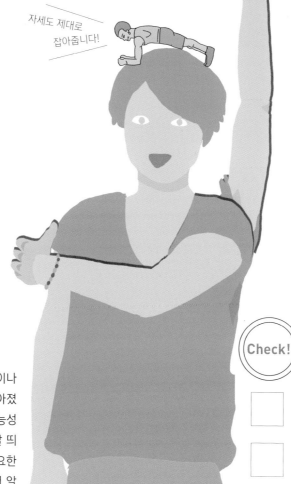

겨 드랑이 주변의 움직임이나 불편함이 처음보다 나아졌 다면 전거근이 굳어 있었을 가능성 이 높습니다. 전거근은 눈에 잘 띄 지 않는 근육이지만 아주 중요한 근육이니 하루에 3번씩 앞에서 알 려드린 방법으로 관리해주십시오.

Check!

☐ 어깨를 만지는 것이
편해졌나?

☐ 만세 하듯이 팔을 끝까지
들어 올리기 편해졌나?

☐ 팔을 뒤로 당겨도 겨드랑이
주변이 뻐근하지 않은가?

☐ 양쪽 겨드랑이의 감각은
비슷해졌나?

근육의 역할 & 상태를 알아보자

등의 통증과
불균형을 해결!

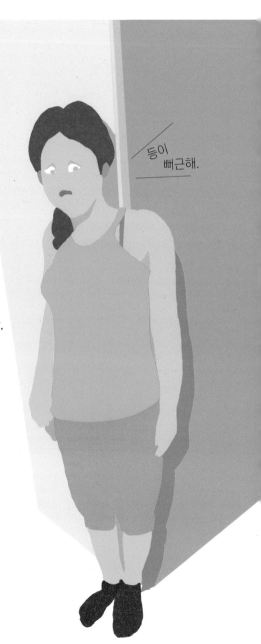

등이
뻐근해.

다음 증상을 확인하자!!

● 등이 굽은 사람

● 자기도 모르게 상반신이 앞으로 기울어져 있다.

● 등에 통증과 결림이 느껴진다.

● 견갑골의 움직임이 둔하고 팔을 움직이기 힘들다.

● 호흡이 얕다.

등 상부에 위와 같은 증상으로 고민하는 사람들은
어깨 주변 근육이 굳어 근육의 수축과 이완이 잘
이루어지지 않는 상태일 가능성이 큽니다.
등 상부(견갑골 안쪽) 근육은 주로 능형근이라는
근육으로 이루어져 있습니다. 이 근육에 어떤 문제
가 발생하여 이런 증상들이 나타났는지 확인해봅
시다.

통증과 불균형의 원인이 되는 근육을 찾아봅시다.

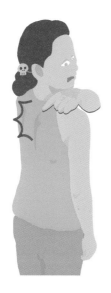

확인 사항 1

☐ 등 한가운데가 뭉쳐 있다!

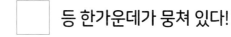

확인 사항 2

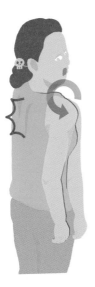

☐ 견갑골을 돌릴 때 통증이 느껴진다!

이럴 때는 견갑골을 뒤로 내밀어주는
역할을 하는 근육을 풀어준다.

 능형근과 승모근 중부의
상태를 완화해준다.

P 58
참조

능형근·승모근 중부 컨디셔닝 방법

1 등의 상태를 확인한다.

팔을 고정한 채 어깨 전체를 움직여 견갑골을 돌려보십시오.
이때 움직임이 둔하거나 불편한 느낌은 없는지 확인합니다.

SELF CHECK

1 - 2 - 3 - 4 - 5

최상의 상태　　통증 정도　　최악의 상태

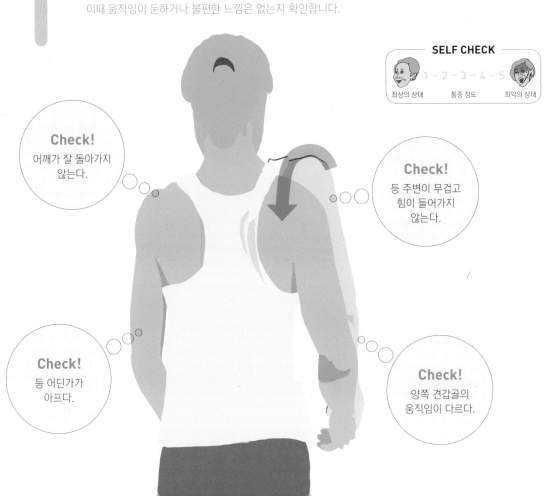

Check!
어깨가 잘 돌아가지
않는다.

Check!
등 주변이 무겁고
힘이 들어가지
않는다.

Check!
등 어딘가가
아프다.

Check!
양쪽 견갑골의
움직임이 다르다.

2

능형근과 승모근 중부를 알아보자.

승모근은 등 표면을 뒤덮고 있는 근육으로 안쪽에 마름모꼴 형태의 능형근이 자리 잡고 있습니다.
이 근육은 미닫이문을 밀거나 당겨 열 때 사용합니다.

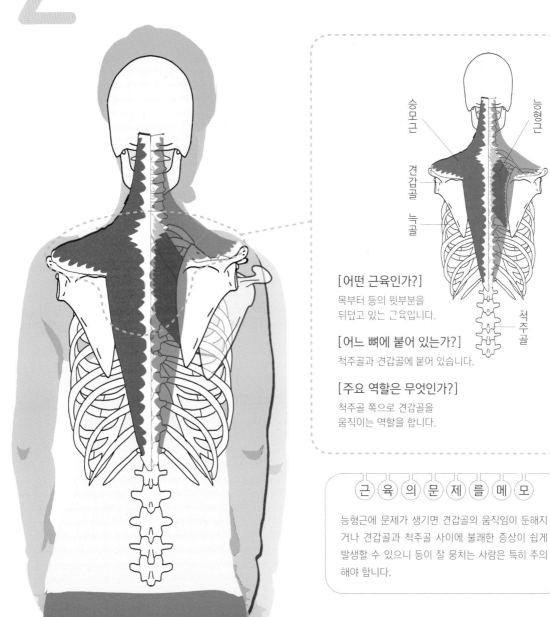

승모근
능형근
견갑골
늑골
척주골

[어떤 근육인가?]
목부터 등의 윗부분을
뒤덮고 있는 근육입니다.

[어느 뼈에 붙어 있는가?]
척주골과 견갑골에 붙어 있습니다.

[주요 역할은 무엇인가?]
척주골 쪽으로 견갑골을
움직이는 역할을 합니다.

근 육 의 문 제 를 메 모

능형근에 문제가 생기면 견갑골의 움직임이 둔해지
거나 견갑골과 척주골 사이에 불쾌한 증상이 쉽게
발생할 수 있으니 등이 잘 뭉치는 사람은 특히 주의
해야 합니다.

3

능형근과 승모근 중부를 풀어준다.

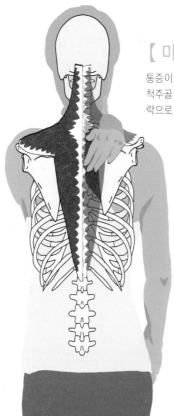

【 마사지 】

통증이 느껴지는 견갑골과 척주골 사이를 반대쪽 손가락으로 눌러줍니다.

❓ 근육이 어디에 있는지 잘 모를 때는

척주골과 견갑골 상부의 돌기를 기준으로 견갑골과 척주골 사이를 눌러줍니다.

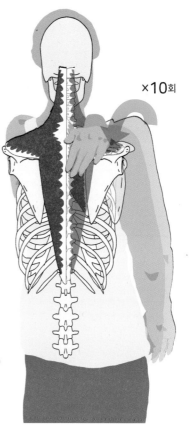

×10회

【 스트레칭 】

손가락으로 눌러주며 통증이 느껴지지 않는 범위에서 원을 그리듯이 견갑골을 돌려줍니다.

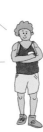

결림이 심할 때는 근육이 튀어나와 있기도 해요.

마지막으로 힘을 풀어준 후 심호흡 × 3번 합니다.

등 주변이 따뜻해지며 혈액순환이 잘 되고 있음을 느낄 수 있습니다.

4

등의 변화를 다시 한 번 확인한다.

1번에서 했던 것처럼 견갑골을 돌렸을 때 근육을 풀어주기 전과 비교해서 움직임이 부드러워지거나 불편한 느낌이 사라졌는지 확인해봅니다.

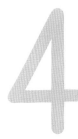

움 직임이나 불편함이 처음보다 나아졌다면 능형근이 굳어 있었을 가능성이 높습니다. 그럴 때는 하루에 3번씩 이 근육을 풀어주십시오. 컴퓨터 작업 등 책상에서 업무를 많이 하는 사람은 특히 주의해야 합니다.

숨쉬기가 쉬워졌네!

Check!

☐ 견갑골이 잘 돌아가는가?

☐ 등의 통증은 나아졌나?

☐ 등 주변의 피로감은 나아졌나?

☐ 양쪽 견갑골의 움직임은 비슷해졌나?

근육의 역할 & 상태를 알아보자

팔꿈치 주변의 통증과 불균형을 해결!

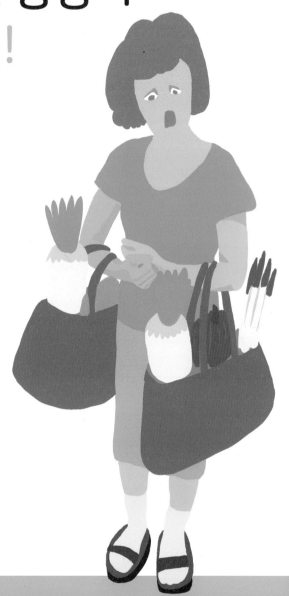

다음 증상을 확인하자!!

- 짐을 들었을 때 팔꿈치가 아프다.
- 팔을 뻗을 때 팔꿈치가 아프다.
- 팔꿈치를 접었다 펴기 힘들다.
- 금방 팔에 피로가 쌓인다.

팔, 특히 팔꿈치 주변에 위와 같은 증상으로 고민하는 사람들은 팔꿈치 주변 근육이 굳어 근육의 수축과 이완이 잘 이루어지지 않는 상태일 가능성이 큽니다.

상완(위쪽 팔)을 구성하는 주요 근육은 상완이두근·상완근·상완삼두근입니다.

이 근육 중 어떤 근육에 문제가 발생하여 이런 증상이 나타났는지 확인해봅시다.

진단 항목

통증과 불균형의 원인이 되는 근육을 찾아봅시다.

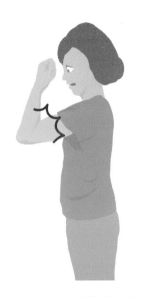

확인 사항 1

 팔꿈치를 구부릴 때 통증이 느껴진다!

팔을 구부리는 역할을 하는 근육을 풀어준다.

→ 상완이두근과 상완근의
상태를 완화해준다.

확인 사항 2

 팔꿈치를 펼 때 통증이 느껴진다!

팔을 펴는 역할을 하는 근육을 풀어준다.

→ 상완삼두근의
상태를 완화해준다.

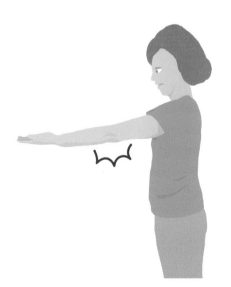

더 자세한 사항은 P64 참조

상완이두근·상완근· 상완삼두근 컨디셔닝 방법

1 팔꿈치의 상태를 확인한다.

팔꿈치를 굽었다 폈을 때 움직임이 둔하거나 불편한 느낌은 없는지 확인합니다.

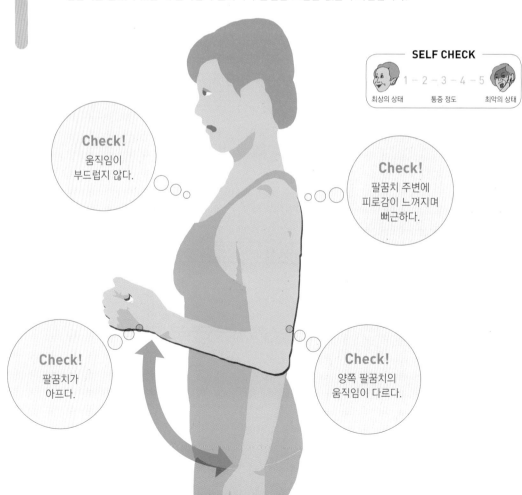

SELF CHECK

1 - 2 - 3 - 4 - 5

최상의 상태 통증 정도 최악의 상태

Check!
움직임이
부드럽지 않다.

Check!
팔꿈치 주변에
피로감이 느껴지며
뻐근하다.

Check!
팔꿈치가
아프다.

Check!
양쪽 팔꿈치의
움직임이 다르다.

2

상완 근육에 대해 알아보자.

상완 부분을 앞뒤로 감싸듯 뒤덮고 있으며 팔꿈치를 접고 펼 때 꼭 필요한 근육입니다.
무거운 짐을 들 때는 상완이두근이 큰 역할을 합니다.

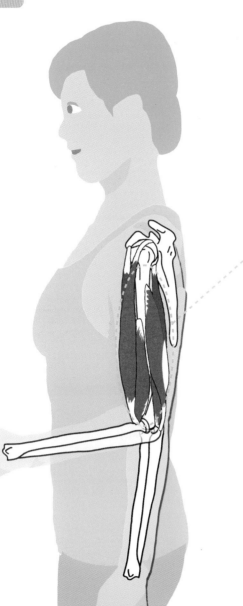

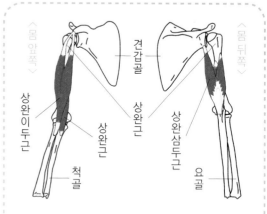

[어떤 근육인가?]

상완이두근은 상완 앞쪽에 붙어 있으며 두 갈래로 나누어진 근육으로 흔히 '알통'이라 부릅니다. 그 안쪽에 상완근이 자리 잡고 있습니다. 상완삼두근은 상완 뒤쪽에 붙어 있으며 세 갈래로 나누어진 근육입니다.

[어느 뼈에 붙어 있는가?]

견갑골, 상완골과 전완골(척골과 요골)에 붙어 있습니다.

[주요 역할은 무엇인가?]

상완이두근과 상완근은 팔꿈치를 구부릴 때, 상완삼두근은 팔꿈치를 펼 때 사용합니다.

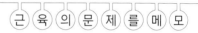

근 육 의 문 제 를 메 모

상완 근육에 문제가 생기면 팔을 구부리거나 펴기 힘들고, 어깨부터 팔꿈치에 걸쳐서 불쾌한 증상이 쉽게 발생하기도 합니다.

3

상완 근육을
풀어준다.

⚠ **마사지 포인트**

손끝에 힘이 너무 많이 들어가지 않도록 손
바닥을 사용해 근육을 모으듯 쥐어줍니다.

상완이두근과 상완근

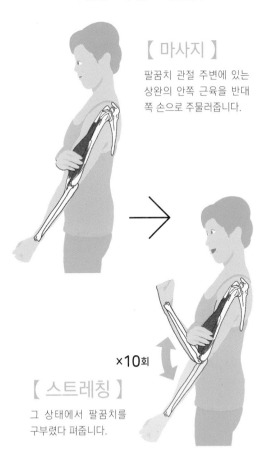

【 마사지 】

팔꿈치 관절 주변에 있는
상완의 안쪽 근육을 반대
쪽 손으로 주물러줍니다.

×10회

【 스트레칭 】

그 상태에서 팔꿈치를
구부렸다 펴줍니다.

상완삼두근

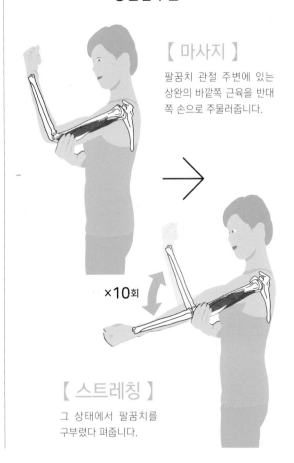

【 마사지 】

팔꿈치 관절 주변에 있는
상완의 바깥쪽 근육을 반대
쪽 손으로 주물러줍니다.

×10회

【 스트레칭 】

그 상태에서 팔꿈치를
구부렸다 펴줍니다.

마지막으로 힘을 풀어준 후 심호흡 × 3번 합니다.　팔꿈치 주변이 따뜻해지며 혈액순환이 잘 되고 있음을 느낄 수 있습니다.

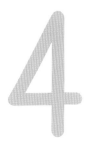

팔꿈치의 변화를 다시 한 번 확인한다.

1번에서 했던 것처럼 팔꿈치를 굽혔다 펴봤을 때, 근육을 풀기 전보다 움직임이
부드러워지거나 불편한 느낌이 사라졌는지 확인합니다.

움 직임이나 불편함이 처음보
다 나아졌다면 이 근육들이
굳어 있었을 가능성이 높습니다.
그럴 때는 하루에 3번씩 이 근육
들을 풀어주십시오. 평소 무거운
짐 등을 많이 드는 사람은 특히 각
별한 관리가 필요합니다.

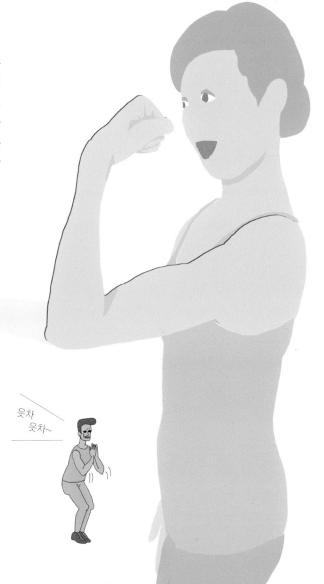

□ 팔꿈치의 움직임이
부드러워졌나?

□ 팔꿈치 통증은
나아졌나?

□ 팔꿈치 주변의 피로감이나
부기는 가라앉았나?

□ 양쪽 팔꿈치 상태는
비슷해졌나?

웃차
웃차~

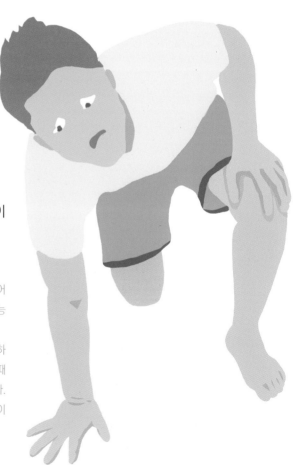

근육의 역할 & 상태를 알아보자
손과 손목의 통증과
불균형을 해결!

다음 증상을 확인하자!!

● 손을 바닥에 짚었을 때 손목이 아프다.

● 페트병 등의 병뚜껑을 딸 때 손이 아프다.

● 짐을 들었을 때 손목이 아프다.

● 전완(아래팔을 의미하는 전문 용어)과 손이
  항상 부어 있다.

위와 같은 증상으로 고민하는 분은 전완 근육이 굳어
근육의 수축과 이완이 잘 이루어지지 않는 상태일 가능
성이 큽니다.
전완은 주로 전완굴근군(주요 관절을 구부릴 때 사용하
는 근육군)과 전완신근군(주요 관절을 펴거나 늘릴 때
사용하는 근육군)이라는 근육으로 이루어져 있습니다.
이 근육 중 어떤 근육에 문제가 발생하여 이런 증상이
나타나게 되었는지 확인해봅시다.

어느 근육에 통증과 불균형이 나타나는지 찾아봅시다.

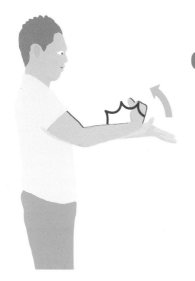

확인 사항 1

 손목을 구부리거나
주먹을 쥐었을 때 통증이 느껴진다!

손가락을 구부려 뭉친 근육을 풀어준다.

→ 전완굴근군의
상태를 완화해준다.

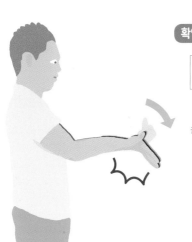

확인 사항 2

 손목이나 주먹을
폈을 때 통증이 느껴진다!

손가락을 펴서 뭉친 근육을 풀어준다.

→ 전완신근군의
상태를 완화해준다.

더 자세한 사항은 P70 참조

전완굴근군과 전완신근군 컨디셔닝 방법

1

손과 손목의 상태를 확인한다.

주먹을 쥐었다 펴거나 손목을 빙글빙글 돌려보십시오.
이때 움직임이 둔하거나 불편한 느낌은 없는지 확인합니다.

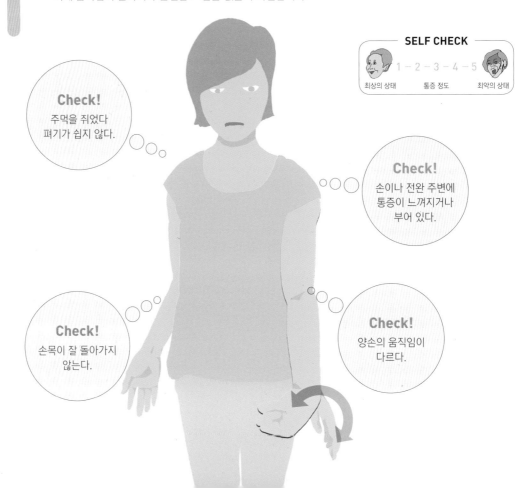

SELF CHECK

1 - 2 - 3 - 4 - 5

최상의 상태   통증 정도   최악의 상태

Check!
주먹을 쥐었다
펴기가 쉽지 않다.

Check!
손이나 전완 주변에
통증이 느껴지거나
부어 있다.

Check!
손목이 잘 돌아가지
않는다.

Check!
양손의 움직임이
다르다.

전완근에 대해 알아보자.

상완골의 아래쪽 끝부분부터
손까지 넓게 분포된 근육과 그 역할에 관해 알아봅시다.

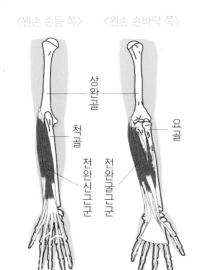

〈왼손 손등 쪽〉　　〈왼손 손바닥 쪽〉

상완골

척골

요골

전완신근군

전완굴근군

[전완근은 어떤 근육인가?]
팔꿈치부터 손목까지 손바닥 쪽에
분포한 다양한 근육을 전완굴근군,
손등 쪽에 분포한 근육을 전완신근
군이라 부릅니다.

[어느 뼈에 붙어 있는가?]
상완골과 전완골(척골과 요골), 손
뼈에 붙어 있습니다.

[주요 역할은 무엇인가?]
손목을 움직이거나 손가락을 구부
리고 펼 때 사용합니다.

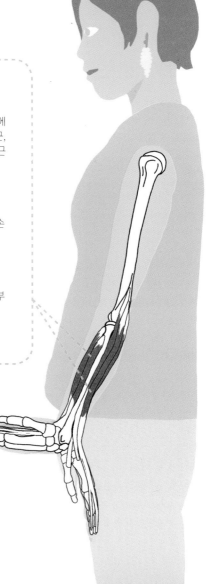

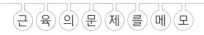

근 육 의 문 제 를 메 모

전완근에 문제가 생기면 손목을 움직이거나 손가락
을 구부리고 펴기 힘들고 손끝부터 팔꿈치에 걸쳐
불쾌한 증상이 쉽게 발생합니다.

3

전완근을 풀어준다.

⚠ **마사지 포인트**

다양한 근육이 모여 있는 부위이니 손 전체를 사용하여 모든 근육을 모으듯 주물러줍니다.

전완굴근군

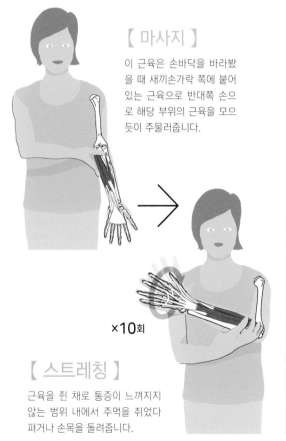

【 마사지 】

이 근육은 손바닥을 바라봤을 때 새끼손가락 쪽에 붙어 있는 근육으로 반대쪽 손으로 해당 부위의 근육을 모으듯이 주물러줍니다.

×10회

【 스트레칭 】

근육을 쥔 채로 통증이 느껴지지 않는 범위 내에서 주먹을 쥐었다 펴거나 손목을 돌려줍니다.

전완신근군

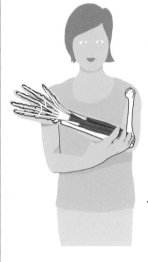

【 마사지 】

이 근육은 손등을 바라봤을 때 엄지손가락 쪽에 붙어 있는 근육으로 반대쪽 손으로 해당 부위의 근육을 모으듯이 주물러줍니다.

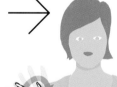

×10회

【 스트레칭 】

근육을 쥔 채로 통증이 느껴지지 않는 범위 내에서 주먹을 쥐었다가 펴거나, 손목을 돌려줍니다.

마지막으로 힘을 풀어준 후 심호흡 × 3번 합니다. 손목 주변이 따뜻해지며 혈액순환이 잘 되고 있음을 느낄 수 있습니다.

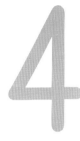

손과 손목의 변화를 다시 한 번 확인한다.

1번에서 했던 방법대로 주먹을 쥐었다 펴거나 손목을 빙글빙글 돌려보십시오.
이때 마사지하고 스트레칭하기 전보다 움직임이 부드러워지거나 불편한 느낌이 사라졌는지
확인합니다.

손의 피로가
풀렸네.

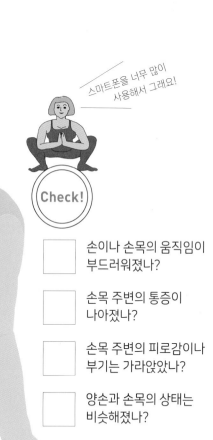

스마트폰을 너무 많이
사용해서 그래요!

Check!

움 직임이나 불편함이 처음보다
나아졌다면, 전완의 근육이 굳
어 있었을 가능성이 높습니다. 그럴
때는 하루에 3번씩 손과 손목을 풀어
주어야 하며, 특히 컴퓨터나 스마트
폰을 자주 사용하는 사람은 손과 손
목을 제대로 관리해줘야 합니다.

☐ 손이나 손목의 움직임이
부드러워졌나?

☐ 손목 주변의 통증이
나아졌나?

☐ 손목 주변의 피로감이나
부기는 가라앉았나?

☐ 양손과 손목의 상태는
비슷해졌나?

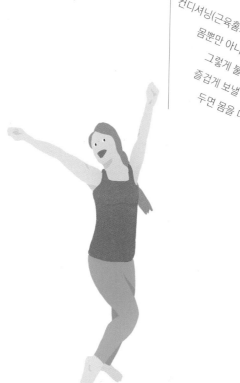

컨디셔닝(근육홈트) 방법으로 직접 근육을 풀어준다면
몸뿐만 아니라 마음도 개운해질 거예요!
그렇게 불안함이 줄어들면 매일
즐겁게 보낼 수 있죠. 몸에 관심을
두면 몸을 다루기 쉬워져요.

허리와 무릎 통증, 발의 피로 등

하반신

컨디셔닝
(근육홈트)

3
장

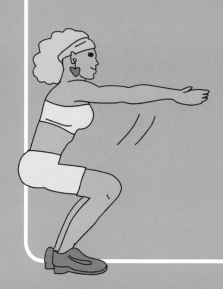

근육의 역할 & 상태를 알아보자

허리의 통증과
불균형을 해결!

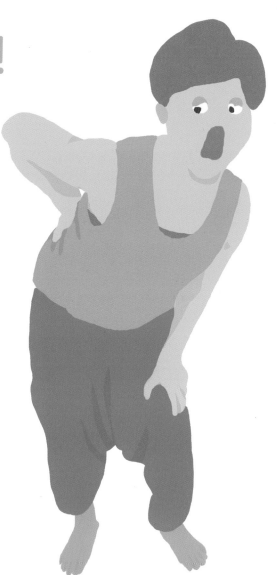

다음 증상을 확인하자!!

● 등이 굽거나 엉덩이가 튀어나와 있다.

● 허리를 펴면 아프다.

● 상반신을 앞으로 기울이면 허리가 아프다.

● 허리에 항상 피로감이 느껴진다.

● 허리를 틀었을 때 등과 옆구리가 뻐근하다.

위와 같은 허리 관련 증상으로 고민하는 사람들은 허리 통증과 불균형과 관련된 근육이 굳어 근육의 수축과 이완이 잘 이루어지지 않는 상태일 가능성이 큽니다.
허리 주변은 주로 내복사근, 외복사근, 요방형근 등으로 이루어져 있습니다. 우선 허리의 상태를 확인해봅시다.

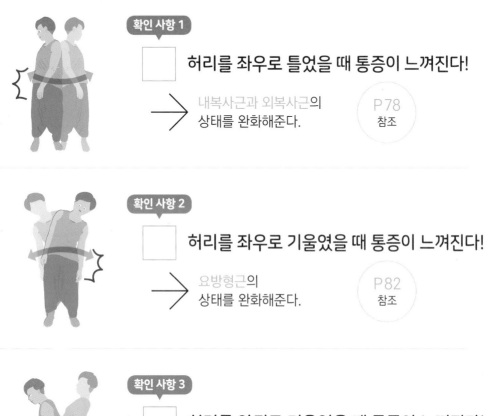

진단 항목

허리를 세 방향으로 움직여 상태를 확인해봅시다.

확인 사항 1

☐ 허리를 좌우로 틀었을 때 통증이 느껴진다!

→ 내복사근과 외복사근의
상태를 완화해준다.

P78
참조

확인 사항 2

☐ 허리를 좌우로 기울였을 때 통증이 느껴진다!

→ 요방형근의
상태를 완화해준다.

P82
참조

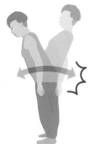

확인 사항 3

☐ 허리를 앞뒤로 기울였을 때 통증이 느껴진다!

→ 척주기립근의
상태를 완화해준다.

P86
참조

허리 통증은 여러 근육이 통증을 일으키는 경우가 많아 직접적인 통증 원인을 찾기가 매우 어렵습니다. 위의 확인 사항에 해당하는 컨디셔닝 방법을 차례로 해보며 근육을 풀어줍니다. 그리고 그 세 가지 방법 중 했을 때 허리 상태가 가장 좋아진 컨디셔닝 방법을 골라 중점적으로 실천해보시기 바랍니다.

내복사근 · 외복사근
컨디셔닝 방법

1

허리의 상태를 확인한다.

허리를 앞뒤 좌우로 기울이거나 틀어보십시오.
이때 움직임이 둔하거나 불편한 느낌은 없는지 확인합니다.

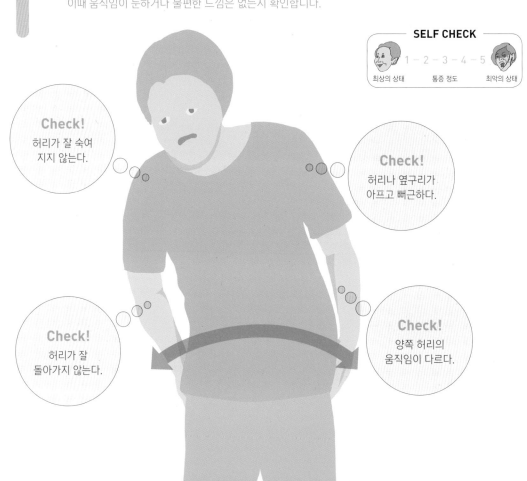

SELF CHECK

1 - 2 - 3 - 4 - 5

최상의 상태　　통증 정도　　최악의 상태

Check!
허리가 잘 숙여
지지 않는다.

Check!
허리나 옆구리가
아프고 뻐근하다.

Check!
허리가 잘
돌아가지 않는다.

Check!
양쪽 허리의
움직임이 다르다.

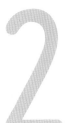

2 내복사근 · 외복사근에 대해 알아보자.

많은 여성이 원하는 잘록한 허리 모양을 만들어주는 것이 바로 이 근육입니다.
이 두 근육 모두 옆구리 쪽에 붙어 있으며,
외복사근이 내복사근을 뒤덮고 있습니다.

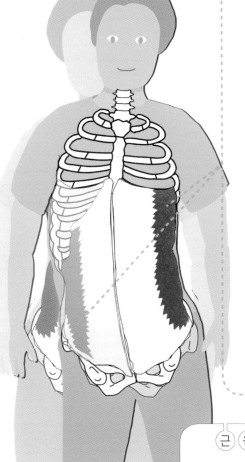

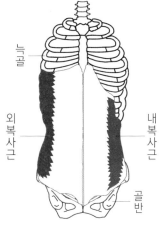

늑골
외복사근
내복사근
골반

[어떤 근육인가?]
배의 정면과 측면을 뒤덮고 있는 커다란 근육입니다.

[어느 뼈에 붙어 있는가?]
골반과 늑골 그리고 배의 막에 붙어 있습니다.

[주요 역할은 무엇인가?]
허리를 앞뒤 좌우로 기울이거나 틀어주는 역할을 합니다.

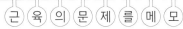

근 육 의 문 제 를 메 모

내복사근과 외복사근에 문제가 생기면 허리의 움직임이 둔해지거나 허리에 불쾌한 증상이 쉽게 발생합니다. 자세가 좋지 않은 사람은 특히 더 주의해야 합니다.

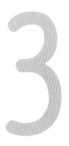

3

내복사근 · 외복사근을
풀어준다.

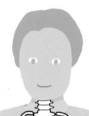

【 마사지 】

옆구리에 있는 골반 양쪽 끝부분
을 잡고 가장 튀어나온 부분을 엄
지손가락으로 눌러줍니다.

⚠ 마사지 포인트

골반의 양쪽 끝부분을 눌러줘야 하는
데, 이때 늑골을 누르지 않도록 주의해
야 합니다.

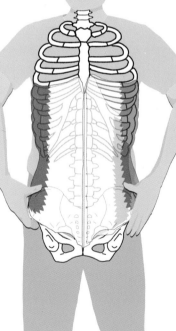

【 스트레칭 】

엄지손가락으로 눌러주며
통증이 느껴지지 않는 범위
에서 골반을 위로 끌어올리
듯 좌우로 움직여줍니다.

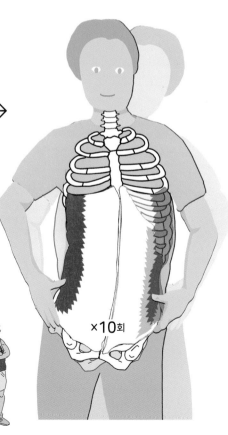

×10회

마지막으로 힘을 풀어준 후 심호흡
× 3번 합니다.

허리 주변이 따뜻해지며 혈액순환이 잘
되고 있음을 느낄 수 있습니다.

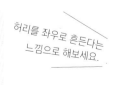

허리를 좌우로 흔든다는
느낌으로 해보세요.

4 허리의 변화를 다시 한 번 확인한다.

1번에서 했던 것처럼 허리를 앞으로 숙이거나 좌우로 틀어봅시다.
근육을 풀어주기 전과 비교했을 때, 움직임이 부드러워지거나 불편한 느낌이 사라졌는지 확인해봅니다.

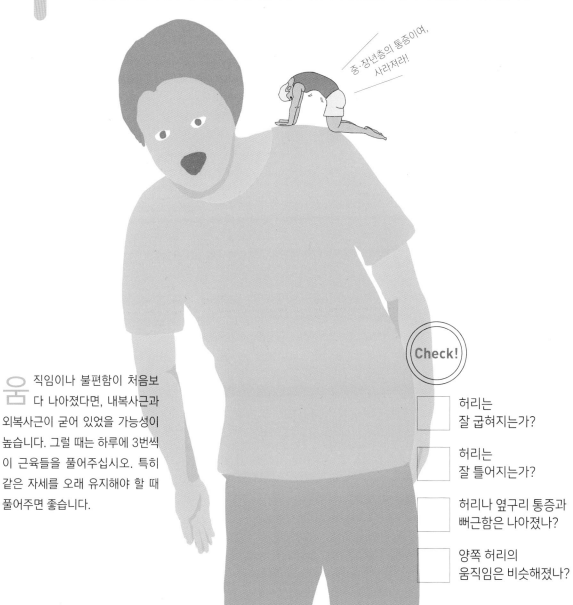

중·장년층의 통증이여, 사라져라!

움 직임이나 불편함이 처음보다 나아졌다면, 내복사근과 외복사근이 굳어 있었을 가능성이 높습니다. 그럴 때는 하루에 3번씩 이 근육들을 풀어주십시오. 특히 같은 자세를 오래 유지해야 할 때 풀어주면 좋습니다.

Check!

☐ 허리는
잘 굽혀지는가?

☐ 허리는
잘 틀어지는가?

☐ 허리나 옆구리 통증과
뻐근함은 나아졌나?

☐ 양쪽 허리의
움직임은 비슷해졌나?

요방형근
컨디셔닝 방법

1

허리의 상태를 확인한다.

허리를 앞뒤 좌우로 기울이거나 틀어보십시오.
이때 움직임이 둔하거나 허리와 옆구리에 불편한 느낌은 없는지 확인합니다.

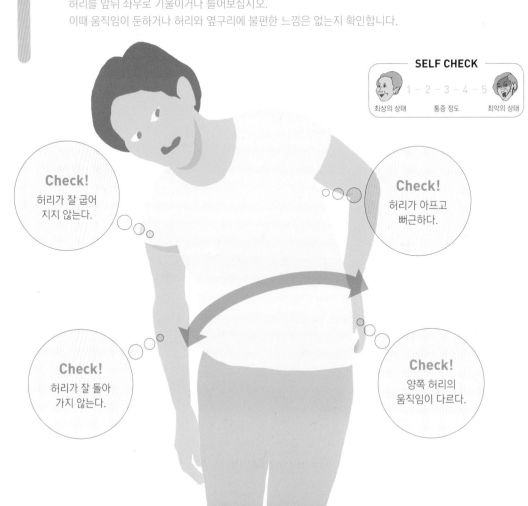

SELF CHECK

1 - 2 - 3 - 4 - 5

최상의 상태　　통증 정도　　최악의 상태

Check!
허리가 잘 굽어
지지 않는다.

Check!
허리가 아프고
뻐근하다.

Check!
허리가 잘 돌아
가지 않는다.

Check!
양쪽 허리의
움직임이 다르다.

2 요방형근에 대해 알아보자.

허리 안쪽 부분에 붙어 있는 근육으로 양쪽 측면에서 요추를 받쳐주는 역할을 합니다.
또 좋은 자세를 유지해주는 데 아주 중요한 역할을 하는 근육이죠.

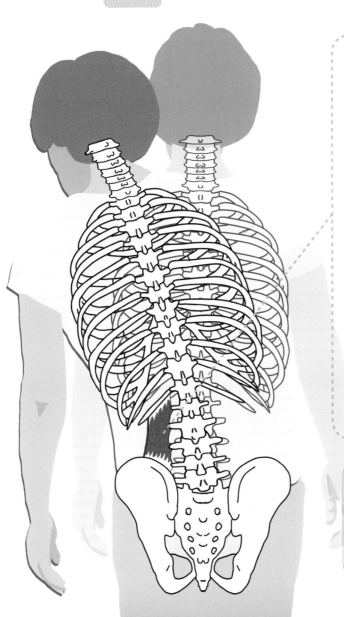

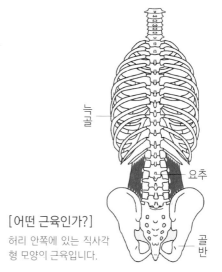

늑골

요추

골반

[어떤 근육인가?]
허리 안쪽에 있는 직사각형 모양이 근육입니다.

[어느 뼈에 붙어 있는가?]
척추골(요추의 측면), 늑골과 골반에 붙어 있습니다.

[주요 역할은 무엇인가?]
허리를 좌우로 틀거나 기울이고 허리를 안정적으로 잡아주는 중요한 역할을 합니다.

근 육 의 문 제 를 메 모

요방형근에 문제가 생기면 안정적으로 자세를 잡기 힘들고 불쾌한 증상이 쉽게 발생합니다. 특히 허리가 굽거나 자세가 좋지 않은 사람, 장시간 책상에 앉아 일하는 사람들은 더 조심해야 합니다.

3

요방형근을 풀어준다.

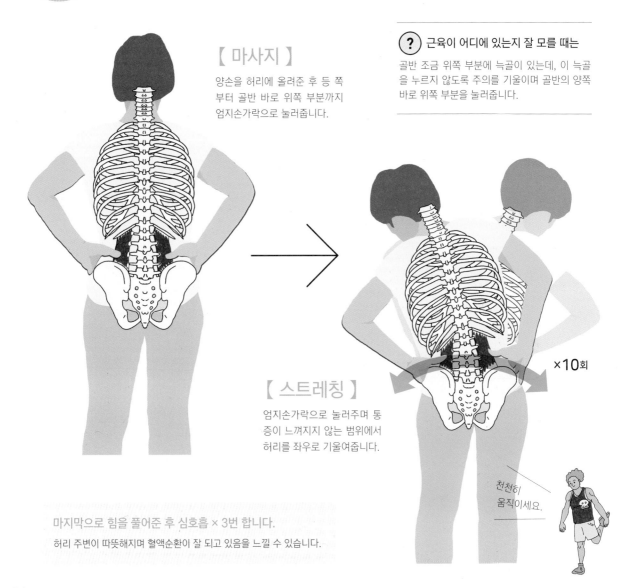

【 마사지 】

양손을 허리에 올려준 후 등 쪽부터 골반 바로 위쪽 부분까지 엄지손가락으로 눌러줍니다.

(?) 근육이 어디에 있는지 잘 모를 때는

골반 조금 위쪽 부분에 늑골이 있는데, 이 늑골을 누르지 않도록 주의를 기울이며 골반의 양쪽 바로 위쪽 부분을 눌러줍니다.

×10회

【 스트레칭 】

엄지손가락으로 눌러주며 통증이 느껴지지 않는 범위에서 허리를 좌우로 기울여줍니다.

천천히 움직이세요.

마지막으로 힘을 풀어준 후 심호흡 × 3번 합니다.

허리 주변이 따뜻해지며 혈액순환이 잘 되고 있음을 느낄 수 있습니다.

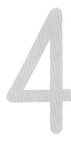

허리의 변화를 다시 한 번 확인한다.

다시 한 번 허리를 좌우로 틀거나 기울여 보십시오.
1번 상태와 비교해봤을 때, 움직임이 부드러워지거나 불편한 느낌이 사라졌는지 확인해봅니다.

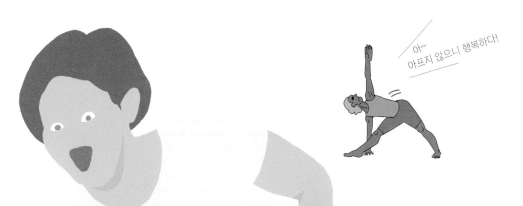

아~
아프지 않으니 행복하다!

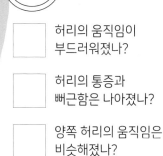

허리의 움직임이나 불편함이 처음보다 나아졌다면, 요방형근이 굳어 있었을 가능성이 높습니다. 요방형근의 문제가 생기면 자세가 안 좋아지므로 하루에 3번 근육을 풀어 잘 관리해줍시다.

Check!

☐ 허리의 움직임이 부드러워졌나?

☐ 허리의 통증과 뻐근함은 나아졌나?

☐ 양쪽 허리의 움직임은 비슷해졌나?

CARE.13
허리의
통증과 불균형

척주기립근
컨디셔닝 방법

1

허리의 상태를 확인한다.

허리를 앞뒤 좌우로 기울이거나 틀어보십시오.
이때 움직임이 둔하거나 허리에 불편한 느낌은 없는지 확인합니다.

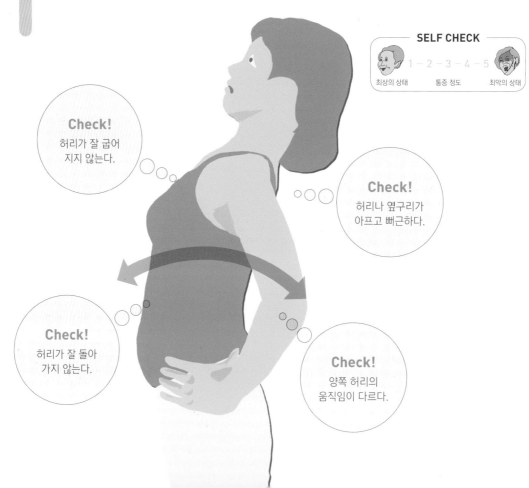

SELF CHECK
1 - 2 - 3 - 4 - 5
최상의 상태   통증 정도   최악의 상태

Check!
허리가 잘 굽어
지지 않는다.

Check!
허리나 옆구리가
아프고 뻐근하다.

Check!
허리가 잘 돌아
가지 않는다.

Check!
양쪽 허리의
움직임이 다르다.

2

척주기립근에 대해 알아보자.

허리부터 척주골, 두개골에 걸쳐 붙어 있는 극근(棘筋)과 최장근(最長筋), 장늑근(腸肋筋)을 한데 묶어 척주기립근이라고 부릅니다.
등을 받쳐주는 중요한 역할을 하며, 기지개를 켤 때 사용합니다.

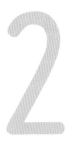

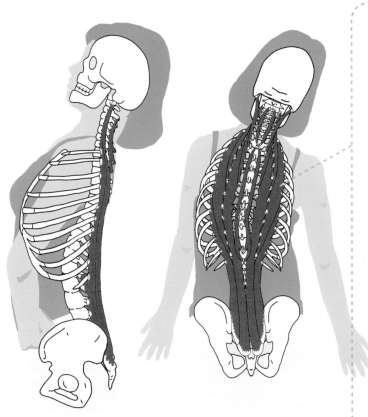

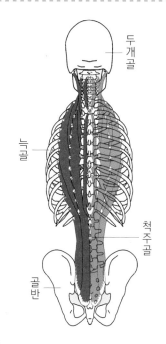

두개골

늑골

척주골

골반

[어떤 근육인가?]

목부터 등, 허리를 뒤덮고 있는 많은 근육을 총칭하는 근육입니다.

[어느 뼈에 붙어 있는가?]

골반, 척주골, 늑골, 두개골에 붙어 있습니다.

[주요 역할은 무엇인가?]

등을 펴거나 좌우로 기울이고 틀어주는 역할을 합니다.

근 육 의 문 제 를 메 모

척주기립근에 문제가 생기면 허리와 등의 움직임이 둔해지거나 허리 주변에 불쾌한 증상이 쉽게 발생합니다. 허리와 등이 굽거나 자세가 좋지 않은 사람은 특히 주의해야 합니다.

3

척주기립근을 풀어준다.

【 마사지 】

허리부터 등까지의 근육을 척주골 쪽으로 모아주듯 엄지손가락으로 눌러줍니다.

⚠ 마사지 포인트

척주기립근은 몸통 전체를 아우르는 큰 근육이므로 몇 군데로 구역을 나눠 손가락의 위치를 조금씩 움직여가며 근육을 풀어주어야 합니다.

【 스트레칭 】

엄지손가락으로 근육을 눌러주며 통증이 느껴지지 않는 범위에서 허리를 좌우로 기울여줍니다.

×10회

다른 사람에게 눌러 달라고 부탁해도 좋겠죠!

마지막으로 힘을 풀어준 후 심호흡 × 3번 합니다.

허리와 등이 따뜻해지며 혈액순환이 잘 되고 있음을 느낄 수 있습니다.

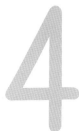

4

허리의 변화를 다시 한 번 확인한다.

1번에서 했던 것처럼 허리를 움직여봤을 때, 움직임이 부드러워지거나 불편한 느낌이 사라졌는지 비교해봅니다.

움직임이나 불편함이 처음보다 나아졌다면, 척주기립근이 굳어 있었을 가능성이 높습니다. 선 자세나 앉은 자세 등 한 자세를 장시간 유지해야 하는 사람은 이 근육들이 잘 뭉치니 하루에 3번씩 풀어주십시오.

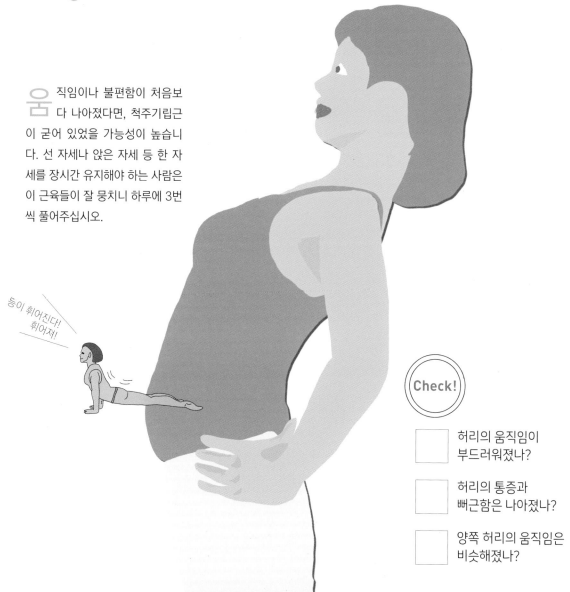

등이 휘어진다! 휘어져!

Check!

☐ 허리의 움직임이 부드러워졌나?

☐ 허리의 통증과 뻐근함은 나아졌나?

☐ 양쪽 허리의 움직임은 비슷해졌나?

근육의 역할 & 상태를 알아보자

무릎의 통증과 불균형을 해결!

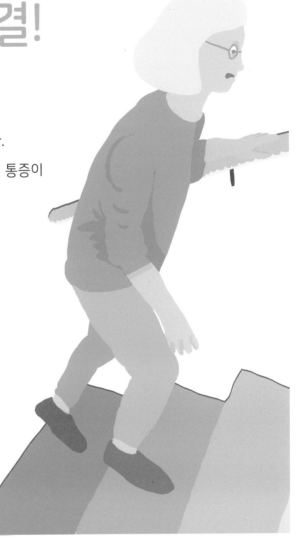

다음 증상을 확인하자!!

- 앉았다 일어나려 할 때 무릎이 아프다.
- 가만히 있다 걸으려고 할 때 무릎에 통증이 느껴진다.
- 계단을 오르내리기가 힘들다.
- 무릎을 꿇지 못한다.
- 무릎을 곧게 펼 수 없다.

위와 같은 무릎 관련 증상으로 고민하는 분들은 무릎 주변 근육이 굳어 근육의 수축과 이완이 잘 이루어지지 않는 상태일 가능성이 큽니다.
무릎 주변은 주로 대퇴사두근과 햄스트링스로 이루어져 있습니다.
이 근육 중 어느 근육에 문제가 발생했는지 확인해봅시다.

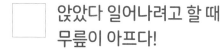
진단 항목

통증과 불균형의 원인이 되는 근육을 찾아봅시다.

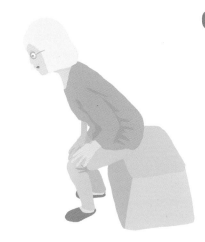

확인 사항 1

앉았다 일어나려고 할 때
무릎이 아프다!

무릎을 굽었다 펼 때 쓰이는
근육을 풀어준다.

→ **대퇴사두근**의
상태를 완화해준다.

P92
참조

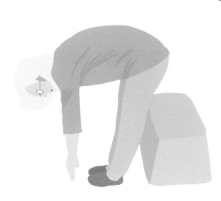

확인 사항 2

몸을 앞으로 숙이면
허벅지 뒤쪽이 땅긴다!

무릎을 구부릴 때 쓰이는 허벅지
뒤쪽 근육을 풀어준다.

→ **햄스트링스**의
상태를 완화해준다.

P96
참조

무릎의
통증과 불균형

대퇴사두근
컨디셔닝 방법

1

무릎의 상태를
확인한다.

의자에 앉거나 일어나며 무릎을 굽혔다
펴보십시오. 이때 움직임이 둔하거나 무
릎에 불편한 느낌은 없는지 확인합니다.

Check!
무릎이 아프고
불쾌한 느낌이
든다.

Check!
무릎이 잘
펴지지 않는다.

Check!
양쪽 무릎의
움직임이 다르다.

Check!
무릎을 구부릴 때,
허벅지의 앞쪽이
뻐근하다.

SELF CHECK

1 - 2 - 3 - 4 - 5

최상의 상태   통증 정도   최악의 상태

2

대퇴사두근에 대해 알아보자.

우리가 올림픽 등에서 볼 수 있는 운동선수의 탄탄한 허벅지가 바로 이 대퇴사두근입니다.
이 근육은 4개의 근육으로 이루어져 있으며, 주로 점프할 때 쓰입니다.

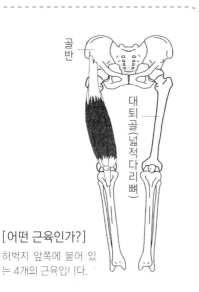

골반

대퇴골(넓적다리뼈)

[어떤 근육인가?]
허벅지 앞쪽에 붙어 있는 4개의 근육입니다.

[어느 뼈에 붙어 있는가?]
골반부터 대퇴골, 무릎 관절, 정강이뼈에 걸쳐 붙어 있습니다.

[주요 역할은 무엇인가?]
무릎을 굽혔다 펴는 역할을 합니다.

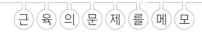

근 육 의 문 제 를 메 모

대퇴사두근에 문제가 생기면 무릎의 움직임이 둔해지거나 불쾌한 증상이 쉽게 발생합니다. 특히 앉아 있다가 일어나거나, 가만히 있다가 걸으려고 할 때 무릎에 통증이 느껴지는 사람은 주의해야 합니다.

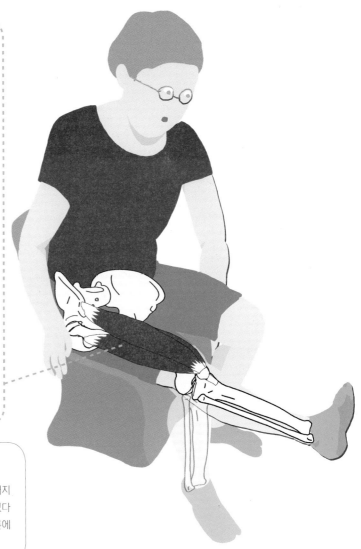

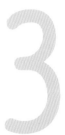

3

대퇴사두근을 풀어준다.

⚠️ **마사지 포인트**

큰 근육이니 손바닥 전체를 사용하여 근육을
한곳에 모아주듯 주물러줍니다.

【 마사지 】

의자에 앉아 무릎 주변의 대퇴
사두근을 허벅지 한가운데로 모
아주듯 양손으로 주물러줍니다.

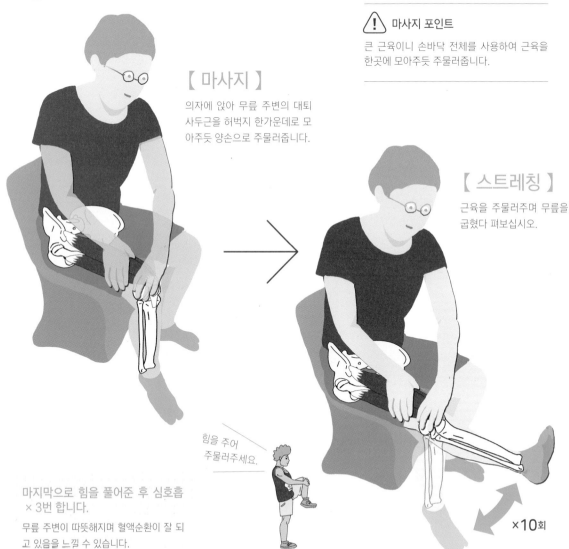

【 스트레칭 】

근육을 주물러주며 무릎을
굽혔다 펴보십시오.

힘을 주어
주물러주세요.

마지막으로 힘을 풀어준 후 심호흡
× 3번 합니다.

무릎 주변이 따뜻해지며 혈액순환이 잘 되
고 있음을 느낄 수 있습니다.

×10회

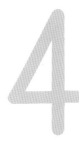

4 무릎의 변화를 다시 한 번 확인한다.

1번 상태와 비교해봤을 때, 무릎의 움직임이 부드러워지거나 불편한 느낌이 사라졌는지 확인해봅니다.

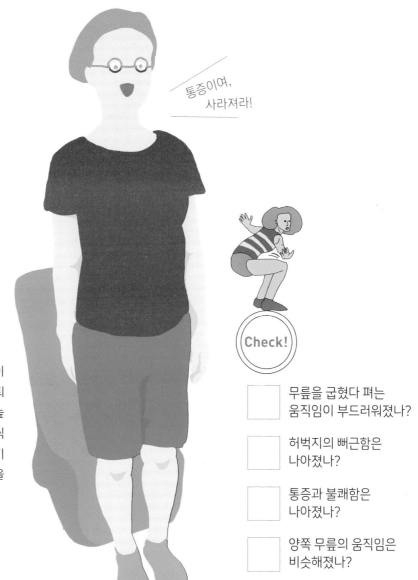

통증이여,
사라져라!

Check!

무릎의 움직임이나 불편함이 처음보다 나아졌다면, 대퇴사두근이 굳어 있었을 가능성이 높습니다. 그럴 때는 하루에 3번씩 이 근육을 풀어주십시오. 일정 기간 실천하다 보면 문제없이 계단을 오르내릴 수 있습니다.

☐ 무릎을 굽혔다 펴는 움직임이 부드러워졌나?

☐ 허벅지의 뻐근함은 나아졌나?

☐ 통증과 불쾌함은 나아졌나?

☐ 양쪽 무릎의 움직임은 비슷해졌나?

햄스트링스
컨디셔닝 방법

1

무릎과 허벅지의 상태를 확인한다.

양발을 어깨너비로 벌리고 서서 몸을 앞으로 숙여보십시오. 이때 허벅지 뒤쪽이 뻐근한
느낌은 없는지 확인합니다.

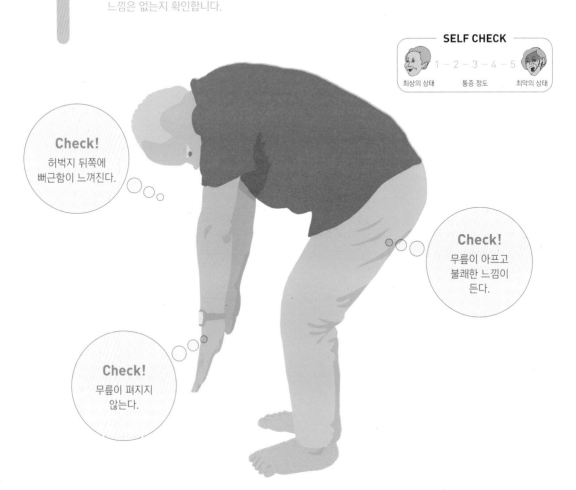

SELF CHECK

1 - 2 - 3 - 4 - 5

최상의 상태   통증 정도   최악의 상태

Check!
허벅지 뒤쪽에
뻐근함이 느껴진다.

Check!
무릎이 아프고
불쾌한 느낌이
든다.

Check!
무릎이 펴지지
않는다.

2

햄스트링스에 대해 알아보자.

허벅지 뒤쪽 근육도 앞쪽과 마찬가지로 네 개의 근육으로 이루어져 있습니다. 이 허벅지 뒤쪽 근육은 주로 걷거나 달릴 때 쓰입니다.

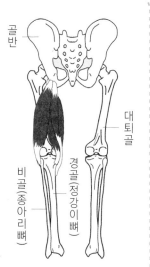

[어떤 근육인가?]
허벅지 뒤쪽에 세로로 길게 붙어 있는 4개의 근육입니다.

[어느 뼈에 붙어 있는가?]
골반부터 대퇴골, 무릎 관절, 하퇴 (무릎부터 발목 사이의 뼈 -역주) 에 있는 2개의 뼈(경골과 비골)에 걸쳐서 붙어 있습니다.

[주요 역할은 무엇인가?]
무릎을 굽혔다 펴는 역할을 합니다.

골반
대퇴골
경골(정강이뼈)
비골(종아리뼈)

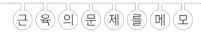

근 육 의 문 제 를 메 모

햄스트링스에 문제가 생기면 무릎의 움직임이 둔해지 거나 허벅지 뒤쪽에 불쾌한 증상이 쉽게 발생합니다. 특히 앞으로 몸을 숙였을 때 손이 바닥에 닿지 않는 사 람은 주의해야 합니다.

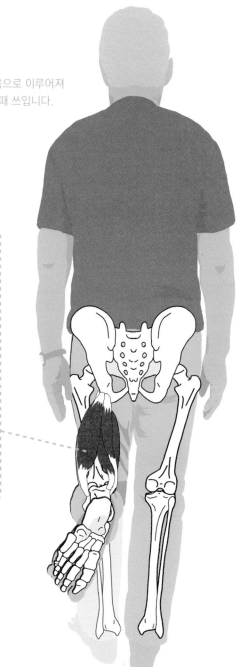

97

3

햄스트링스을 풀어준다.

⚠️ **마사지 포인트**

큰 근육이니 손바닥 전체를 사용하여 근육을
한곳에 모아주듯 주물러줍니다.

【 마사지 】

의자에 앉은 상태에서 골
반 주변 허벅지 뒤쪽 근
육을 테니스공으로 지그
시 눌러줍니다.

【 스트레칭 】

테니스공을 허벅지에 댄 상태에서
허리가 아니라 고관절을 사용하여
상체를 앞으로 숙여줍니다. 이때
가슴은 굽히지 말고 펴줘야 합니
다. 30초간 자세를 유지해줍니다.

좌골

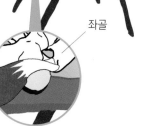

30초간
유지

마지막으로 힘을 풀어준 후 심호흡 × 3번 합니다.
허벅지와 무릎 주변이 따뜻해지며 혈액순환이 잘 되고 있
음을 느낄 수 있습니다.

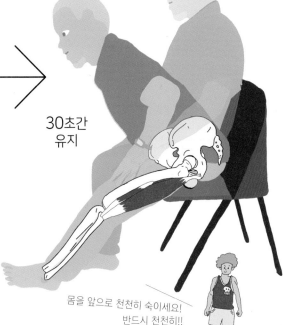

몸을 앞으로 천천히 숙이세요!
반드시 천천히!!

4

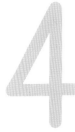

무릎과 허벅지의 변화를 다시 한 번 확인한다.

1번 상태와 비교해봤을 때, 무릎의 움직임이 부드러워지거나 불편한 느낌이 사라졌는지 확인해봅니다.

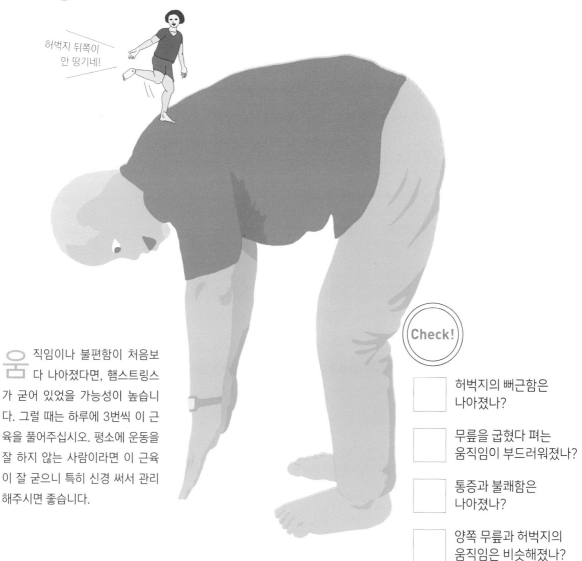

허벅지 뒤쪽이
안 땅기네!

움직임이나 불편함이 처음보다 나아졌다면, 햄스트링스가 굳어 있었을 가능성이 높습니다. 그럴 때는 하루에 3번씩 이 근육을 풀어주십시오. 평소에 운동을 잘 하지 않는 사람이라면 이 근육이 잘 굳으니 특히 신경 써서 관리해주시면 좋습니다.

Check!

- ☐ 허벅지의 뻐근함은 나아졌나?

- ☐ 무릎을 굽혔다 펴는 움직임이 부드러워졌나?

- ☐ 통증과 불쾌함은 나아졌나?

- ☐ 양쪽 무릎과 허벅지의 움직임은 비슷해졌나?

근육의 역할 & 상태를 알아보자

고관절의 통증과 불균형을 해결!

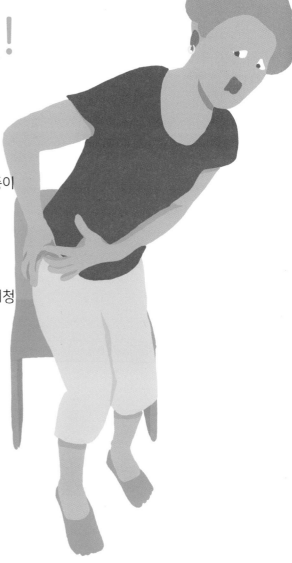

다음 증상을 확인하자!!

- 앉았다 일어나려 할 때 고관절이 아프다.

- 가만히 있다 걸으려고 할 때 고관절에 통증이 느껴진다.

- 고관절을 벌리거나 오므릴 때 아프다.

- 고관절 주변 근육이 굳어 있다.

- 한쪽 발로 섰을 때 중심을 잡지 못하고 휘청 거린다.

위와 같은 고관절 관련 증상으로 고민하는 분은 고관절 주변 근육이 굳어 근육의 수축과 이완이 잘 이루어지지 않는 상태일 가능성이 큽니다.

고관절 앞쪽에는 장골근, 고관절내전근군, 고관절 뒤쪽에는 중전근, 소전근, 이상근, 대전근 등의 많은 근육이 밀집해 있습니다.

이들 근육 중 어느 근육에 문제가 발생했는지 확인해 봅시다.

진단 항목

통증과 불균형의 원인이 되는 근육을 찾아봅시다.

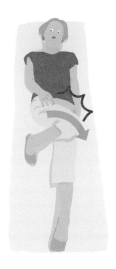

확인 사항 1

 다리를 안쪽으로
오므렸을 때 통증이 느껴진다!

고관절 안쪽 근육을 풀어준다.

→ 장골근의
상태를 완화해준다.
P102
참조

→ 고관절내전근군의
상태를 완화해준다.
P106
참조

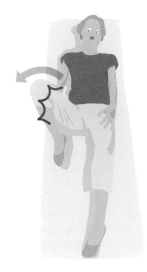

확인 사항 2

 다리를 바깥쪽으로
벌렸을 때 통증이 느껴진다!

고관절 바깥쪽 근육을 풀어준다.

→ 중전근·소전근·이상근의
상태를 완화해준다.
P110
참조

→ 대전근의
상태를 완화해준다.
P114
참조

고관절_의
통증과 불균형

장골근
컨디셔닝 방법

1 고관절의 상태를 확인한다.

의자에 앉아 고관절을 바깥으로 틀어준다는
느낌으로 벌려줍니다.
이때 움직임이 둔하거나 고관절 주변에
불편한 느낌은 없는지 확인합니다.

SELF CHECK

1 - 2 - 3 - 4 - 5

최상의 상태   통증 정도   최악의 상태

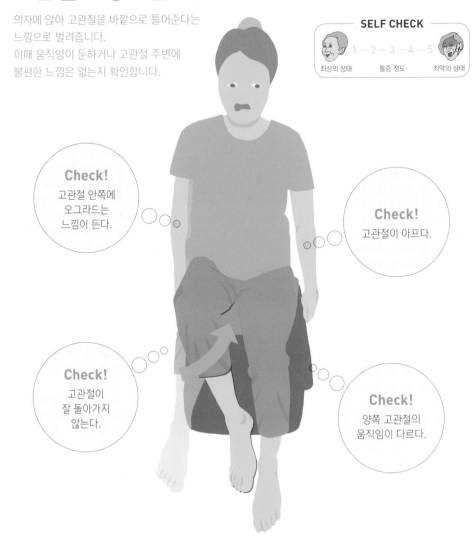

Check!
고관절 안쪽에
오그라드는
느낌이 든다.

Check!
고관절이 아프다.

Check!
고관절이
잘 돌아가지
않는다.

Check!
양쪽 고관절의
움직임이 다르다.

2

장골근에 대해 알아보자.

장골근은 골반 안쪽에 붙어 있는 국자 모양의 근육입니다.
책상다리를 하거나 다리를 한쪽으로 꼴 때 사용합니다.

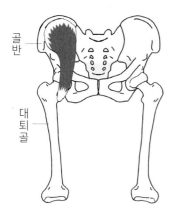

골반

대퇴골

[어떤 근육인가?]
골반 안쪽에 있는 근육들입니다.

[어느 뼈에 붙어 있는가?]
골반부터 고관절, 대퇴골에 걸쳐 붙어 있습니다.

[주요 역할은 무엇인가?]
고관절을 안쪽으로 오므리거나 바깥쪽으로 틀어주
는 역할을 합니다.

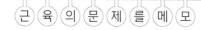

근 육 의 문 제 를 메 모

장골근에 문제가 생기면 고관절의 움직임이 둔해지거
나 고관절 주변에 불편한 느낌이 드는 증상이 쉽게 발
생합니다. 특히 쪼그리고 앉을 때 고관절이 무언가에
걸리는 느낌이 드는 사람은 주의해야 합니다.

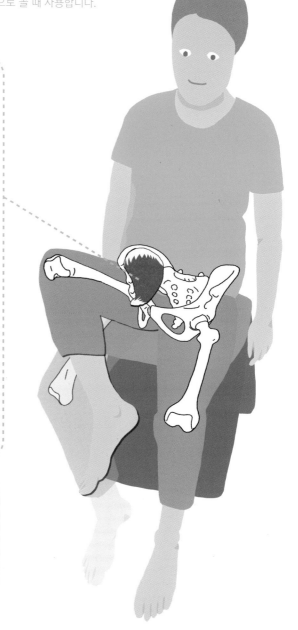

3 장골근을 풀어준다.

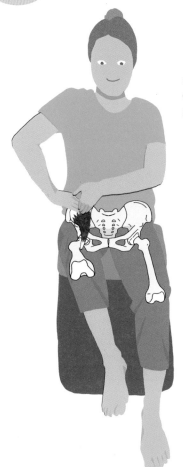

【 마사지 】

다리를 살짝 벌려서 골반 안쪽을 손가락 끝으로 눌러줍니다.

> ⚠ **마사지 포인트**
>
> 세게 누르면 아플 수도 있으니 골반 안쪽 뼈를 따라 천천히 부드럽게 눌러주십시오.

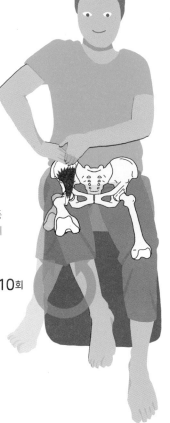

【 스트레칭 】

손가락으로 눌러주며 통증이 느껴지지 않는 범위에서 고관절을 돌려줍니다.

×10회

마지막으로 힘을 풀어준 후 심호흡 × 3번 합니다.

고관절 주변이 따뜻해지며 혈액순환이 잘 되고 있음을 느낄 수 있습니다.

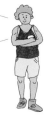

너무 세게 누르지 않도록 주의하세요!

4 고관절의 변화를 다시 한 번 확인한다.

1번 상태와 비교해봤을 때, 움직임이 부드러워지거나 불편한 느낌이 사라졌는지 확인해봅니다.

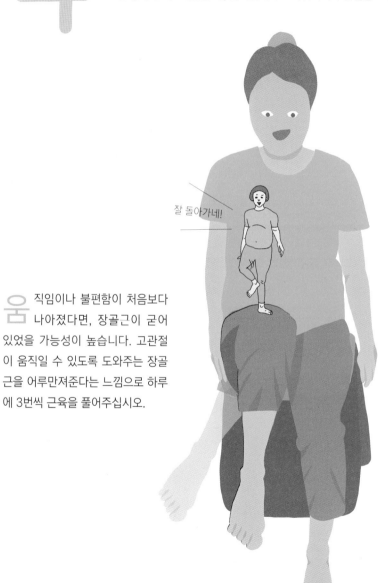

잘 돌아가네!

움직임이나 불편함이 처음보다 나아졌다면, 장골근이 굳어 있었을 가능성이 높습니다. 고관절이 움직일 수 있도록 도와주는 장골근을 어루만져준다는 느낌으로 하루에 3번씩 근육을 풀어주십시오.

Check!

☐ 고관절은 굽히기 편해졌나?

☐ 고관절은 잘 돌아가는가?

☐ 고관절의 통증과 오그라드는 느낌은 나아졌나?

☐ 양쪽 고관절의 움직임은 비슷해졌나?

고관절내전근군
컨디셔닝 방법

1

고관절의 상태를 확인한다.

의자에 앉아 양손으로 한쪽 무릎을 잡
고 가슴 쪽으로 끌어당겨 보십시오.
이때 고관절 주변 움직임이 둔하거나
불편한 느낌은 없는지 확인합니다.

SELF CHECK

1 - 2 - 3 - 4 - 5

최상의 상태   통증 정도   최악의 상태

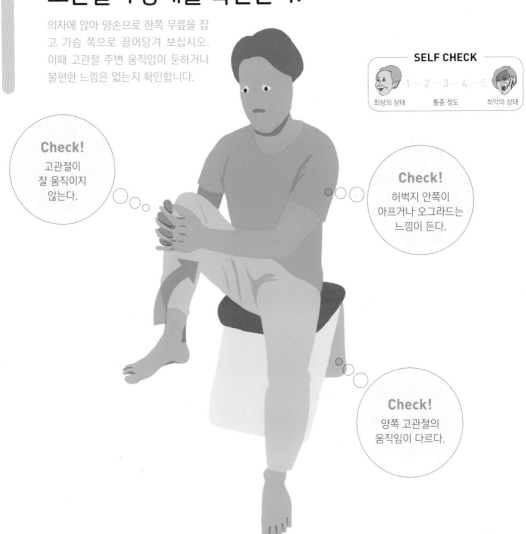

Check!
고관절이
잘 움직이지
않는다.

Check!
허벅지 안쪽이
아프거나 오그라드는
느낌이 든다.

Check!
양쪽 고관절의
움직임이 다르다.

고관절내전근군에 대해 알아보자.

다리를 벌릴 때 땅기는 근육이 바로
이 고관절내전근군입니다.
이 근육은 옆으로 걸을 때도 쓰입니다.

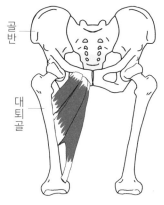

골반

대퇴골

[어떤 근육인가?]

허벅지 안쪽에 붙어 있는 많은 근육을 총칭하는
근육입니다.

[어느 뼈에 붙어 있는가?]

골반부터 고관절, 대퇴골에 걸쳐 붙어 있습니다.

[주요 역할은 무엇인가?]

고관절을 안쪽으로 오므리거나 접었다 펴는 역할을
합니다.

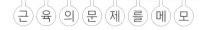

근 육 의 문 제 를 메 모

고관절내전근군에 문제가 생기면 고관절의 움직임이
둔해지거나 불쾌한 증상이 쉽게 발생합니다. 특히 책
상다리를 하지 못하는 사람은 주의하셔야 합니다.

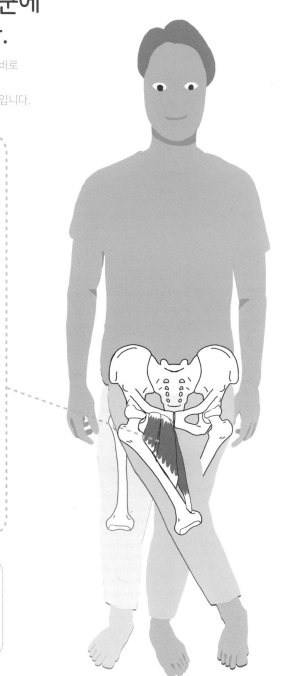

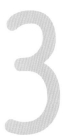
3

고관절내전근군을 풀어준다.

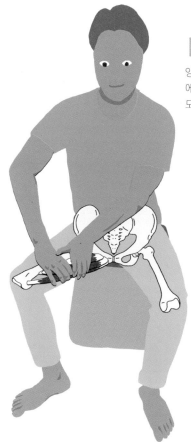

【 마사지 】

양쪽 손바닥을 허벅지 안쪽
에 대고 근육을 한가운데로
모으듯이 주물러줍니다.

 근육이 어디에 있는지 잘 모른다면

큰 근육이니 손바닥 전체를 사용하여 주물러
주면 됩니다.

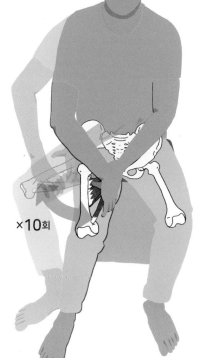

【 스트레칭 】

근육을 주무르며 통증이 느
껴지지 않는 범위에서 다리
를 오므리고 벌려줍니다.

×10회

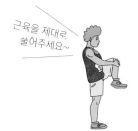

근육을 제대로
풀어주세요~

**마지막으로 힘을 풀어준 후 심호흡
× 3번 합니다.**

허벅지 안쪽 주변이 따뜻해지며 혈액순환
이 잘 되고 있음을 느낄 수 있습니다.

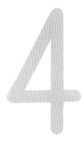

고관절의 변화를 다시 한 번 확인한다.

1번에서 했던 것처럼 움직여봤을 때, 근육을 풀기 전보다
움직임이 부드러워지거나 불편한 느낌이 사라졌는지 확인합니다.

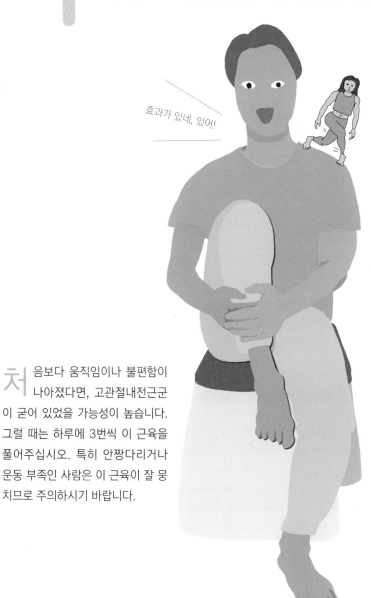

효과가 있네, 있어!

처 음보다 움직임이나 불편함이
나아졌다면, 고관절내전근군
이 굳어 있었을 가능성이 높습니다.
그럴 때는 하루에 3번씩 이 근육을
풀어주십시오. 특히 안짱다리거나
운동 부족인 사람은 이 근육이 잘 뭉
치므로 주의하시기 바랍니다.

Check!

☐ 고관절은
잘 움직이는가?

☐ 고관절을 확실히
오므릴 수 있나?

☐ 통증과 오그라드는
느낌은 나아졌나?

☐ 양쪽 고관절의
움직임은 비슷해졌나?

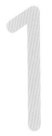

CARE.18
고관절의
통증과 불균형

중전근·소전근·
이상근 컨디셔닝 방법

1 고관절의 상태를 확인한다.

한쪽 발로 서거나 고관절을 바깥쪽으로 벌렸을 때,
고관절 주변 움직임이 둔하거나 불편한
느낌은 없는지 확인합니다.

SELF CHECK

1 - 2 - 3 - 4 - 5

최상의 상태　　통증 정도　　최악의 상태

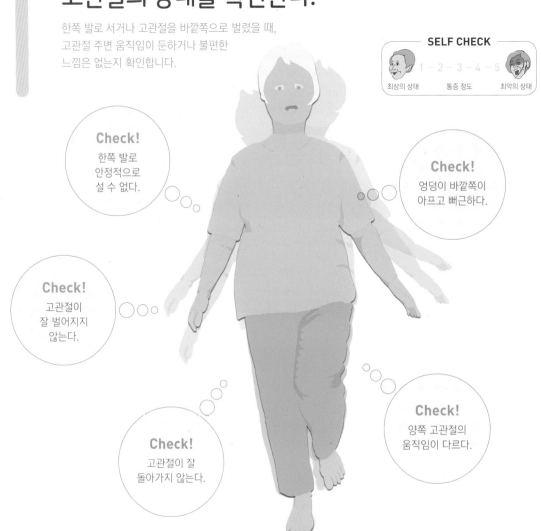

Check!
한쪽 발로
안정적으로
설 수 없다.

Check!
엉덩이 바깥쪽이
아프고 뻐근하다.

Check!
고관절이
잘 벌어지지
않는다.

Check!
고관절이 잘
돌아가지 않는다.

Check!
양쪽 고관절의
움직임이 다르다.

2

중전근·소전근·이상근에 대해 알아보자.

골반 뒤쪽에 붙어 있는 근육들로 우리가 서 있을 때 몸의 균형을 잡아주고 한쪽 발로 섰을 때 골반을 안정적으로 잡아주는 역할을 합니다. 또 걷거나 달릴 때도 쓰입니다.

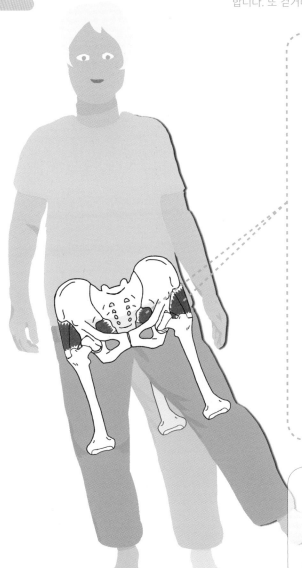

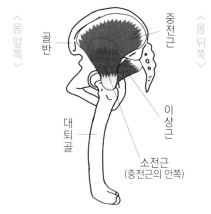

〈몸 앞쪽〉 〈몸 뒤쪽〉

골반 / 중전근 / 대퇴골 / 이상근 / 소전근(중전근의 안쪽)

[어떤 근육인가?]
골반 뒤쪽에 붙어 있는 작은 근육입니다.

[어느 뼈에 붙어 있는가?]
골반부터 고관절, 대퇴골에 걸쳐서 붙어 있습니다.

[주요 역할은 무엇인가?]
고관절을 바깥쪽으로 벌려주는 역할을 합니다.

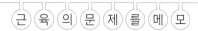

근 육 의 문 제 를 메 모

이 세 근육에 문제가 생기면 고관절의 움직임이 둔해지거나 불쾌한 증상이 쉽게 발생합니다. 특히 한쪽 발로 서 있거나 걸을 때 휘청거리는 사람은 주의해야 합니다.

3

중전근·소전근·이상근을 풀어준다.

 마사지 포인트

대퇴골 가장자리는 차렷 자세를 했을 때 손목이 오는 위치에 있으니, 이를 기준으로 마사지 해주십시오.

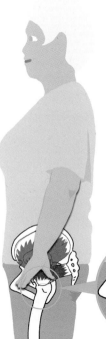

【 마사지 】

서 있는 상태에서 골반의 바깥쪽, 즉 대퇴골 가장자리의 바로 위쪽을 양쪽 엄지손가락으로 눌러줍니다.

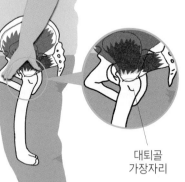

대퇴골 가장자리

【 스트레칭 】

양손으로 눌러주며 가볍게 다리를 들었다 내려줍니다.

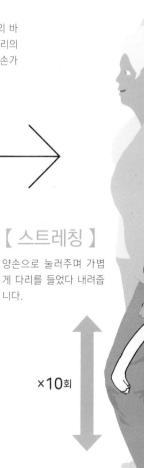

×10회

손을 때지 말고 계속 눌러주며 스트레칭 해주세요.

마지막으로 힘을 풀어준 후 심호흡 × 3번 합니다.
고관절 주변이 따뜻해지며 혈액순환이 잘 되고 있음을 느낄 수 있습니다.

4 고관절의 변화를 다시 한 번 확인한다.

1번에서 했던 것처럼 한쪽 발로 서서 고관절을 바깥쪽으로 벌리거나 돌려보십시오.
이때 움직임이 부드러워지거나 불편한 느낌이 사라졌는지 확인해봅니다.

고관절의 움직임이나 불편함이 처음보다 나아졌다면, 이 근육들이 굳어 있었을 가능성이 높습니다. 그럴 때는 하루에 3번씩 이 근육들을 풀어주십시오. 오래 걸은 날 더욱 신경 써서 이 근육을 풀어주면 피로까지 풀어줄 수 있습니다.

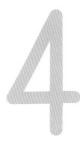

으샤~

Check!

□ 한쪽 발로 섰을 때 안정적으로 설 수 있는가?

□ 고관절은 잘 벌어지는가?

□ 고관절은 잘 돌아가는가?

□ 엉덩이의 통증과 불쾌함은 나아졌나?

□ 양쪽 고관절의 움직임은 비슷해졌나?

대전근
컨디셔닝 방법

1

고관절의 상태를 확인한다.

고관절을 바깥쪽으로 벌리거나 펴보십시오.
이때 움직임이 둔하거나 엉덩이 주변에 불편한 느낌은 없는지 확인합니다.

SELF CHECK

1 - 2 - 3 - 4 - 5

최상의 상태   통증 정도   최악의 상태

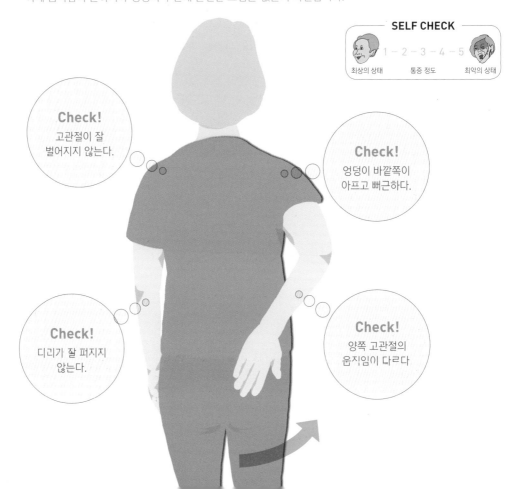

Check!
고관절이 잘
벌어지지 않는다.

Check!
엉덩이 바깥쪽이
아프고 뻐근하다.

Check!
디리기 잘 펴지지
않는다.

Check!
양쪽 고관절의
움직임이 다르다

2

대전근에 대해 알아보자.

골반 뒤쪽에 붙어 있는 중전근과 소전근을 뒤덮고 있는 커다란 근육이라 대전근이라고 불립니다.
이 근육은 주로 걷거나 점프할 때 쓰입니다.

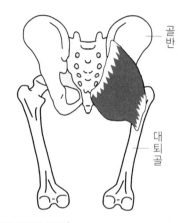

골반

대퇴골

[어떤 근육인가?]
엉덩이의 둥근 형태를 만들어주는 커다란 근육
인니다.

[어느 뼈에 붙어 있는가?]
골반부터 고관절, 대퇴골에 걸쳐 붙어 있습니다.

[주요 역할은 무엇인가?]
고관절을 오므리거나 접었다 펴는 역할을 합니다.

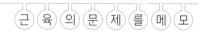

근 육 의 문 제 를 메 모

대전근에 문제가 생기면 고관절이나 다리의 움직임이
둔해지거나 고관절 주변에 불편함이 느껴지는 증상이
쉽게 발생합니다. 보폭이 좁은 사람은 이 근육을 제대
로 사용하지 못하기도 합니다.

3 대전근을
풀어준다.

 마사지 포인트

대전근은 큰 근육이므로 주먹의 위치를
조금씩 움직여가며 엉덩이 근육을 전체적
으로 풀어줘야 합니다.

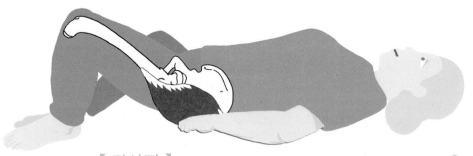

【 마사지 】

위를 보고 누운 상태에서 주먹
(또는 테니스공)으로 엉덩이를
눌러줍니다.

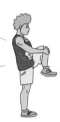

허리 통증과 연관되어
있을 때도 있어요.

×10회

【 스트레칭 】

엉덩이를 눌러주며 고관절을
벌렸다가 오므려줍니다.

마지막으로 힘을 풀어준 후 심호흡 × 3번 합니다.

고관절과 엉덩이 주변이 따뜻해져 혈액순환이
잘 되고 있음을 느낄 수 있습니다.

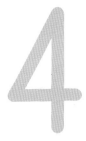

4 고관절의 변화를 다시 한 번 확인한다.

1번에서 했던 것처럼 움직여봤을 때, 움직임이 부드러워지거나 불편한 느낌이 사라졌는지 확인해봅니다.

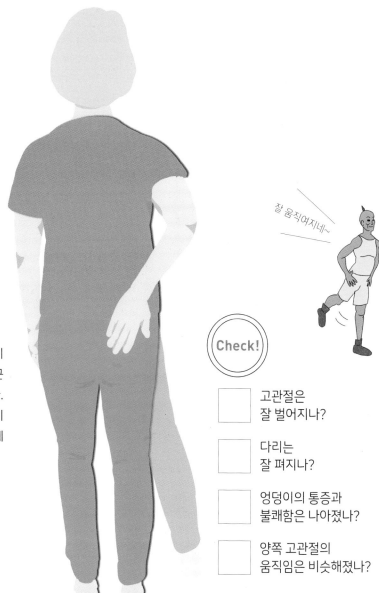

잘 움직여지네~

엉덩이의 움직임이나 불편함이 처음보다 나아졌다면, 대전근 이 굳어 있었을 가능성이 높습니다. 자각하지 못하더라도 엉덩이 근육이 뭉쳐 있는 경우가 꽤 많으니 하루에 3번씩 근육을 풀어주십시오.

Check!

☐ 고관절은 잘 벌어지나?

☐ 다리는 잘 펴지나?

☐ 엉덩이의 통증과 불쾌함은 나아졌나?

☐ 양쪽 고관절의 움직임은 비슷해졌나?

117

근육의 역할 & 상태를 알아보자

발 주변의 통증과 불균형을 해결!

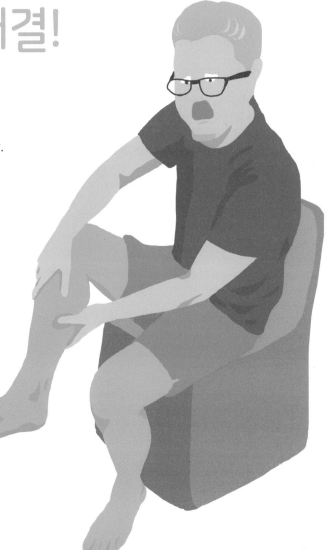

다음 증상을 확인하자!!

● 항상 종아리에 피로감이 느껴진다.

● 발목 관절이 굳어 있다.

● 자주 쥐가 난다.

● 발이 부어 있다.

● 발 근육이 뻐근하다.

위와 같은 발 관련 증상으로 고민하는 분들은 발 주변 근육이 굳어 근육의 수축과 이완이 잘 이루어지지 않는 상태일 가능성이 큽니다.

무릎 아래쪽 다리는 주로 하퇴 앞쪽과 뒤쪽 근육들로 이루어져 있습니다. 이 근육 중에서 어떤 근육에 문제가 발생하여 이런 증상이 나타났는지 확인해봅시다.

진단 항목

통증과 불균형의 원인이 되는 근육을 찾아봅시다.

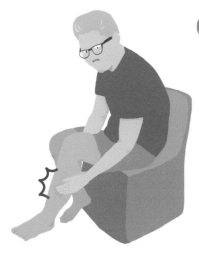

확인 사항 1

☐ 정강이가 뻐근하고 통증이 느껴진다!

하퇴 앞쪽 근육을 풀어준다.

→ 하퇴 앞쪽 근육의
상태를 완화해준다.

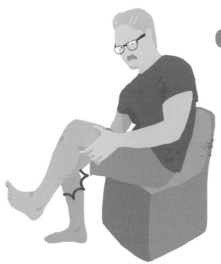

확인 사항 2

☐ 종아리가 뻐근하고 통증이 느껴진다!

하퇴 뒤쪽 근육을 풀어준다.

→ 하퇴 뒤쪽 근육의
상태를 완화해준다.

더 자세한 사항은 P120 참조

하퇴 앞쪽·뒤쪽 근육 컨디셔닝 방법

1 발의 상태를 확인한다.

의자에 앉아 발을 젖히거나 앞쪽으로 뻗었을 때 발 주변의 움직임이 둔하거나 피로감이 느껴지지 않는지 확인합니다.

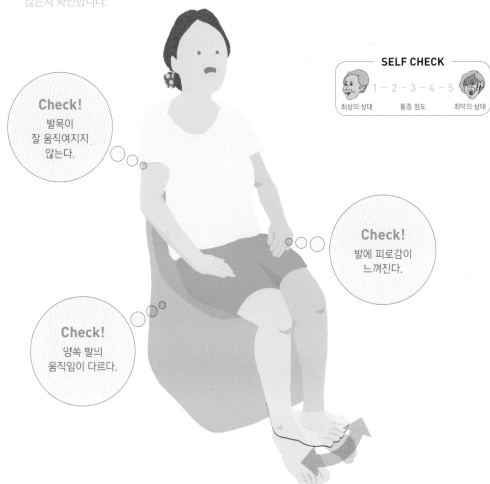

Check!
발목이
잘 움직여지지
않는다.

Check!
발에 피로감이
느껴진다.

Check!
양쪽 발의
움직임이 다르다.

SELF CHECK
1 - 2 - 3 - 4 - 5
최상의 상태　　통증 정도　　최악의 상태

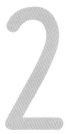

2

하퇴 앞쪽·뒤쪽 근육에 대해 알아보자.

이 두 근육은 정강이뼈와 종아리뼈에 붙어 있습니다.
특히 종아리 쪽 근육은 하퇴 안쪽 깊숙한 부분에 붙어 있죠.
이 근육들은 발을 사용하는 거의 모든 움직임에 쓰입니다.

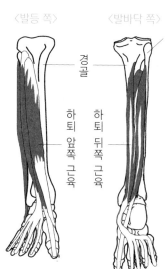

〈발등 쪽〉　　〈발바닥 쪽〉

비골

경골

하퇴 앞쪽 근육　하퇴 뒤쪽 근육

[어떤 근육인가?]
하퇴의 앞쪽과 뒤쪽에 붙어 있는
많은 근육을 이르는 말입니다.

[어느 뼈에 붙어 있는가?]
하퇴에 있는 2개의 뼈(경골과 비
골)와 발뼈에 붙어 있습니다.

[주요 역할은 무엇인가?]
발목을 구부리거나 발가락을 오므
리고 접었다 펴는 역할을 합니다.

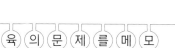

근 육 의 문 제 를 메 모

하퇴 근육에 문제가 생기면 발목의 움직임이 둔해지거
나 발 주변에 불쾌한 증상이 쉽게 발생합니다. 특히 한
밤중에 쥐가 잘 나는 사람은 주의해야 합니다.

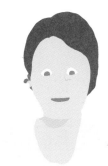

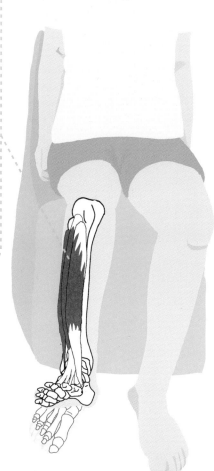

3

하퇴 앞쪽·뒤쪽 근육을 풀어준다.

⚠️ **마사지 포인트**

손바닥 전체로 하퇴 앞쪽 근육을 잡은 상태에서 엄지손가락으로 하퇴 뒤쪽 근육을 눌러주며 발을 움직여보십시오.

하퇴 앞쪽 근육

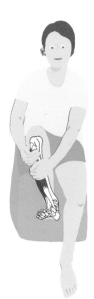

【 마사지 】

통증이 느껴지는 쪽 다리를 살짝 올려 양손으로 정강이 앞쪽 근육을 모아준다는 느낌으로 주물러줍니다.

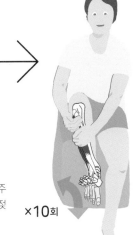

【 스트레칭 】

양손으로 근육을 눌러주며 발목을 움직여 발을 젖히거나 뻗어줍니다.

×10회

하퇴 뒤쪽 근육

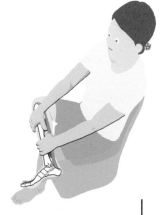

【 마사지 】

통증이 느껴지는 쪽 다리를 반대쪽 다리 위에 올려준 후 양손으로 정강이 바깥쪽 근육을 모아준다는 느낌으로 주물러줍니다.

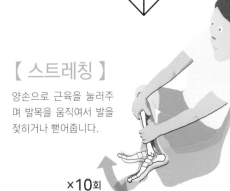

【 스트레칭 】

양손으로 근육을 눌러주며 발목을 움직여서 발을 젖히거나 뻗어줍니다.

×10회

마지막으로 힘을 풀어준 후 심호흡 × 3번 합니다. 발목 주변이 따뜻해지며 혈액순환이 잘 되고 있음을 느낄 수 있습니다.

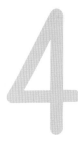

4 발의 변화를 다시 한 번 확인한다.

1번 상태와 비교해봤을 때, 발과 발목의 움직임이 부드러워지거나 피로가 풀렸는지 확인해봅니다.

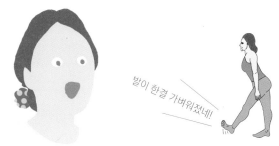

발이 한결 가벼워졌네!

다 리의 움직임이나 불편함이 처음보다 나아졌다면, 하퇴 앞쪽과 뒤쪽 근육이 굳어 있었을 가능성이 높습니다. 그럴 때는 하루에 3번씩 이 근육들을 풀어주십시오. 특히 잠자리에 들기 전에 해주면 피로가 디 잘 풀립니다.

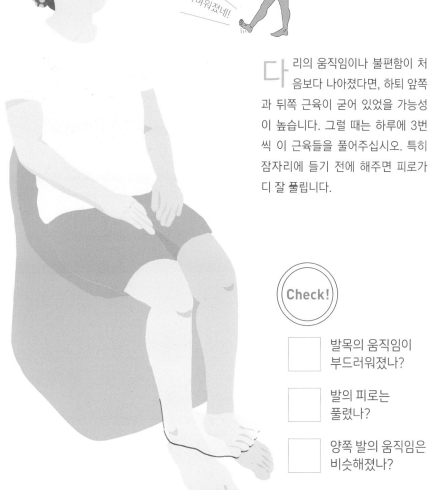

(Check!)

☐ 발목의 움직임이 부드러워졌나?

☐ 발의 피로는 풀렸나?

☐ 양쪽 발의 움직임은 비슷해졌나?

【총정리】

컨디셔닝 방법을 조합하여
더 좋은 효과를 얻어보자!

제2장과 제3장에서는 근육과 뼈를 부위별로 나누어 알려드렸습니다. 그러나 사람의 몸은 하나로 이어져 있기에 통증과 불균형은 어느 한 근육이라기보다 여러 근육이 복합적인 원인이 되어 발생하는 경우가 많습니다.
그래서 이때 중요한 점이 바로 몸속의 '연결'된 부위를 각각의 컨디셔닝 방법을 조합하여 사용하는 것입니다.

1 무엇을 하든 근육이 항상 몸을 움직여주고 있지요!

통증이 있는 근육만 풀어주면 해당 부위의 움직임과 통증은 나아지더라도 문제가 완전히 해결되지 않을 가능성이 있습니다. 예를 들어 어깨 결림이 생겼다면 어깨 주변에 있는 여러 근육의 컨디셔닝 방법을 조합하여 사용하면 더 좋은 효과를 누릴 수 있습니다.

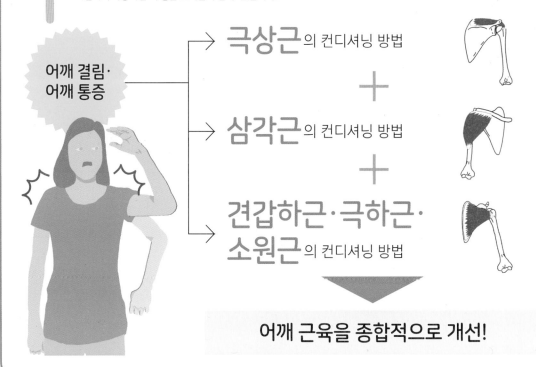

어깨 결림·
어깨 통증

→ **극상근**의 컨디셔닝 방법

＋

→ **삼각근**의 컨디셔닝 방법

＋

→ **견갑하근·극하근·
소원근**의 컨디셔닝 방법

↓

어깨 근육을 종합적으로 개선!

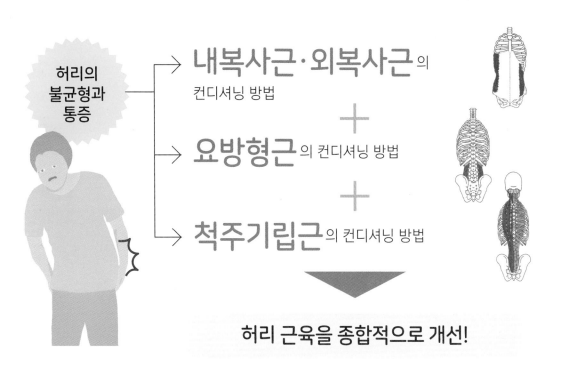

허리의
불균형과
통증

→ 내복사근·외복사근의
컨디셔닝 방법

+

→ 요방형근의 컨디셔닝 방법

+

→ 척주기립근의 컨디셔닝 방법

허리 근육을 종합적으로 개선!

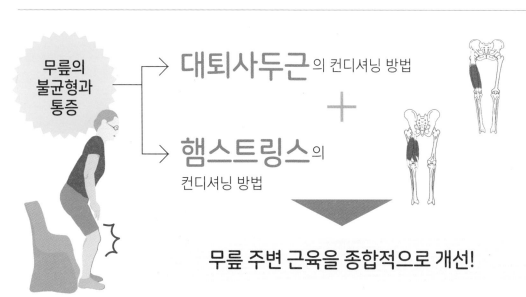

무릎의
불균형과
통증

→ 대퇴사두근의 컨디셔닝 방법

+

→ 햄스트링스의
컨디셔닝 방법

무릎 주변 근육을 종합적으로 개선!

2 연결된 근육을 함께 풀어준다

허리 통증은 허리 근육이 아닌 다른 근육 때문에 생기기도 합니다. 예를 들면, 발 근육에 문제가 생겨 허리에 통증을 일으키는 경우도 많죠. 그럴 때는 '허리'와 '다리' 근육을 함께 풀어주어야만 합니다. 서로 연관된 4가지 부위를 예시로 알려드릴 테니 참고하며 함께 관리해주시기 바랍니다.

어깨의 움직임을
확인한다.
↓
신경 쓰이는 근육을
풀어준다.

+

손(전완)의 움직임을
확인한다.
↓
신경 쓰이는 근육을
풀어준다.

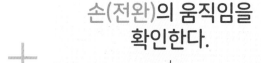

어깨 결림과 어깨 통증을 개선!

허리의 움직임을
확인한다.
↓
신경 쓰이는 근육을
풀어준다.

+

발(하퇴)의 움직임을
확인한다.
↓
신경 쓰이는 근육을
풀어준다.

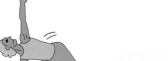

허리의 불균형과 통증을 개선!

고관절의 움직임을
확인한다.
↓
신경 쓰이는 근육을
풀어준다.

+

발(하퇴)의 움직임을
확인한다.
↓
신경 쓰이는 근육을
풀어준다.

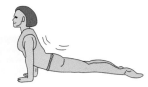

허리의 불균형과 통증을 개선!

허리의 움직임을
확인한다.
↓
신경 쓰이는 근육을
풀어준다.

+

고관절의 움직임을
확인한다.
↓
신경 쓰이는 근육을
풀어준다.

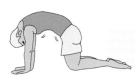

허리의 불균형과 통증을 개선!

 컨디셔닝 방법을 조합할 때도 관리 전후의 변화를 반드시 확인하시기 바랍니다.
그래야 어느 조합이 더 효과적인지 확인할 수 있습니다.

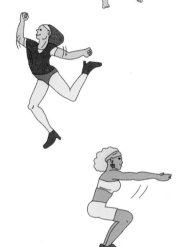

세상에서 가장 쉬운 근육 트레이닝 도감 **해부학적** 근육홈트

2018. 10. 8. 초 판 1쇄 인쇄
2018. 10. 15. 초 판 1쇄 발행

지은이 | 아리카와 조지
옮긴이 | 전지혜
발행인 | 최한숙
펴낸곳 | BM 성안북스
주소 | 04032 서울시 마포구 양화로 127 첨단빌딩 5층(출판기획 R&D 센터)
        10881 경기도 파주시 문발로 112 출판문화정보산업단지(제작 및 물류)
전화 | 02) 3142-0036
        031)950-6386
팩스 | 031)950-6388
등록 | 1978. 9. 18. 제406-1978-000001호
출판사 홈페이지 | www.cyber.co.kr
이메일 문의 | heeheeda@naver.com
ISBN | 978-89-7067-343-1 (13510)
정가 | 15,000원

이 책을 만든 사람들
본부장 | 전희경
디자인 | 앤미디어
홍보 | 박연주
마케팅 | 구본철, 차정욱, 나진호, 이동후, 강호묵
제작 | 김유석

▪ **도서 A/S 안내**

성안북스에서 발행하는 모든 도서는 저자와 출판사, 그리고 독자가 함께 만들어 나갑니다.
좋은 책을 펴내기 위해 많은 노력을 기울이고 있습니다. 혹시라도 내용상의 오류나 오탈자 등이
발견되면 "**좋은 책은 나라의 보배**"로서 우리 모두가 함께 만들어 간다는 마음으로 연락주시기
바랍니다. 수정 보완하여 더 나은 책이 되도록 최선을 다하겠습니다.
성안당은 늘 독자 여러분들의 소중한 의견을 기다리고 있습니다. 좋은 의견을 보내주시는 분께는
성안당 쇼핑몰의 포인트(3,000포인트)를 적립해 드립니다.
잘못 만들어진 책이나 부록 등이 파손된 경우에는 교환해 드립니다.